■ 健康教育与健康促进丛书

内科疾病健康教育手册

陆 萍 徐 虹 张佩君 王春英 钱云松 郎 萍 主 编

Health Education Handbook of Internal Diseases

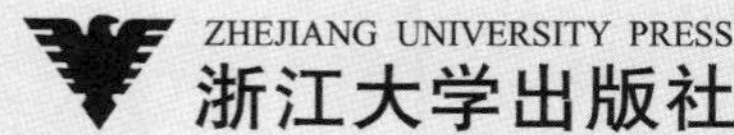

ZHEJIANG UNIVERSITY PRESS
浙江大学出版社

图书在版编目（CIP）数据

内科疾病健康教育手册 / 陆萍等主编. — 杭州：浙江大学出版社，2018.8
ISBN 978-7-308-18506-6

Ⅰ. ①内… Ⅱ. ①陆… Ⅲ. ①内科－疾病－诊疗 Ⅳ. ①R4

中国版本图书馆CIP数据核字(2018)第182293号

内科疾病健康教育手册

陆　萍　徐　虹　张佩君
王春英　钱云松　郎　萍　主编

选题策划　张　鸽
责任编辑　董晓燕　张　鸽
责任校对　殷晓彤　陈静毅
封面设计　黄晓意
出版发行　浙江大学出版社
（杭州市天目山路148号　邮政编码310007）
（网址：http://www.zjupress.com）
排　　版　杭州兴邦电子印务有限公司
印　　刷　浙江省邮电印刷股份有限公司
开　　本　880mm×1230mm　1/32
印　　张　7.75
字　　数　143千
版 印 次　2018年9月第1版　2018年9月第1次印刷
书　　号　ISBN 978-7-308-18506-6
定　　价　30.00元

浙江大学出版社市场运营中心电话（0571）88925591；http://zjdxcbs.tmall.com

《内科疾病健康教育手册》编委会

主　编　陆　萍　徐　虹　张佩君
　　　　王春英　钱云松　郎　萍

副主编　冯亚波　谢小玲　蒋　晔
　　　　任皎皎　王启玉　严寒冰

编　委　（按姓氏拼音排序）
　　　　戴丽丽　高咪咪　李　珂
　　　　林海雪　王　琼　王淑媛
　　　　吴　丹　杨瑶琴　张海棠
　　　　朱蓓霞

前　言

托马斯·爱迪生曾预言：未来的医生将无须为患者开药，相反，他们会鼓励患者照料自己的身体、享用营养均衡的膳食、了解疾病的起因和预防措施。现代医学证明，许多疾病与人们的不良生活习惯有密切关系，要治疗这些疾病，最根本的方法不是药物治疗，而是通过健康教育来改变人们不健康的生活习惯。因此，健康教育不仅是连接卫生知识与行为的桥梁，对临床各种诊疗有增效作用，而且其本身也是一种治疗方法。

在我国，人们的健康观念明显进步，“健康的维护重在预防”这一理念已为大多数人所接受。人们对疾病知识、自我护理方法和保健知识有强烈的需求，这说明人们已经开始注重自我护理知识的掌握，愿意主动参与到疾病的防治中来。但由于普通人群自身护理知识较为缺乏，因此急需卫生专业技术人员给予健康教育指导。

近年来，宁波市第二医院护理团队努力探索健康教育的多元化模式，不断完善健康教育资料，如宣教告知单、宣教海报、健康教育电子文库等，经过反复的健康教育临床设计和实践，并结合患者的实际需求，编著了“健康教育与健康促进丛书”，涵盖内科、普外科、骨科、传染科等临床学科常见疾病的健康教育知识与实践指导。

作为该丛书的重要组成部分，《内科疾病健康教育手册》通过通俗易懂的文字和形象直观的图片，对内科常见疾病，如哮喘、冠心病、高血压、消化性溃疡、慢性肾功能衰竭、脑卒中、癫痫、糖尿病、类风湿关节炎等疾病的健康教育知识进行系统介绍，相信能够给予广大患者帮助和指导。在此感谢给予我们灵感和使命的广大病患。

编　者

2018 年 7 月

目录

第一章

呼吸系统疾病

第一节　慢性支气管炎

慢性支气管炎是支气管、支气管黏膜及其周围组织的慢性非特异性炎症，以咳嗽、咳痰为主要症状，患者连续2年或2年以上，每年发病持续3个月，并排除由其他心、肺疾病引起上述症状者。

一、病　因

本病的病因尚不完全清楚，可能是多种因素长期相互作用的结果。

（1）有害气体和颗粒：如香烟、烟雾、粉尘和刺激性气体。

（2）感染因素：病毒、支原体、细菌等感染是慢性支气管炎发生、发展的重要原因之一。

（3）其他因素：免疫、年龄和气候等因素均与慢性支气管炎有关。

二、临床表现

1. 症　状

患者一般缓慢起病，病程长，因反复急性发作而加重。

主要症状为咳嗽、咳痰或伴有喘息。急性加重指咳嗽、咳痰、喘息等症状突然加重。急性加重的主要原因是呼吸道感染，病原体可以是病毒、细菌、支原体和衣原体。

（1）咳嗽：一般以晨间咳嗽为主，睡眠时有阵咳或排痰。

（2）咳痰：一般为白色黏痰和浆液泡沫痰，偶有咯血，清晨排痰较多，起床时或体位变动时刺激排痰。

（3）喘息或气急：喘息明显者常为喘息性支气管炎，部分可能合并支气管哮喘；若伴肺气肿时可表现为劳动或活动后气急。

2. 体　征

早期无异常体征，急性发作期可在患者背部或双肺底部听到干、湿性啰音，咳嗽后啰音可减少或消失。

三、健康教育

（1）指导患者学习有效咳嗽的方法。患者取舒适卧位，做5～6次深呼吸，然后一边抑制呼气，一边连续轻咳，当痰到咽部附近时再用力咳嗽，将痰排出。

（2）保持口腔清洁，在排痰或进食后应充分漱口。

（3）为防止感染周围的人，患者咳嗽时应面向无人的方向，将痰咳在纸巾上，尽量减少飞沫播散，必要时使用痰盒。

（4）多饮水，以稀释呼吸道黏液和分泌物。

（5）注意气温变化，预防感冒。流行性感冒流行时期避免去公共场所，以防被感染；一旦被感染，应及时治疗。反复呼吸道感染者，可以接种流感疫苗和肺炎疫苗。

（6）戒烟，并避免处于有烟环境中，以减少烟雾的吸入。

（7）常开窗通风，保持室内空气流通，避免吸入油烟等刺激性气体。

（8）适当运动，散步、做呼吸操（腹式呼吸和缩唇呼气）、吹气球等有氧运动有助于锻炼呼吸功能，增强体质。腹式呼吸方法见图1-1-1和图1-1-2。

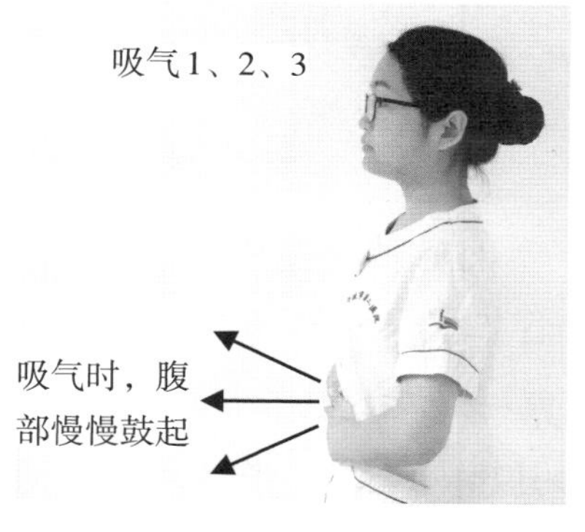

图1-1-1　腹式呼吸—吸气

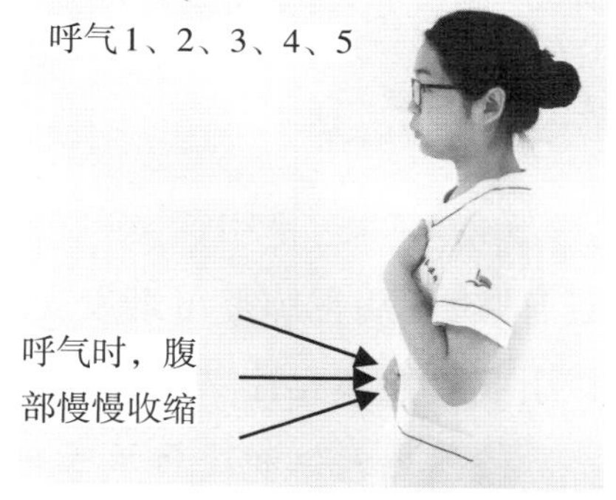

图1-1-2　腹式呼吸—呼气

（9）定期检查肺功能。

第二节　支气管扩张

支气管扩张是由于支气管及其周围肺组织慢性化脓性炎症和纤维化，使支气管壁的肌肉和弹性组织遭受破坏，导致支气管变形及持久扩张。支气管扩张的典型症状有慢性咳嗽、咳大量脓痰和反复咯血。

一、病　因

（1）感染：是引起支气管扩张的最常见原因。肺结核、百日咳、腺病毒肺炎可继发支气管扩张。曲霉菌和支原体可以引起慢性坏死性支气管肺炎，也可继发支气管扩张。

（2）先天性和遗传性疾病：引起支气管扩张最常见的遗传性疾病是囊性纤维化。另外，马方综合征也可引起支气管扩张，这可能是由于结缔组织发育较弱。

（3）纤毛异常：纤毛结构和功能异常是支气管扩张的重要原因。Kartagener综合征表现为内脏转位、鼻窦炎和支气管扩张三联征，本病伴有支气管纤毛功能异常。

（4）免疫缺陷：一种或多种免疫球蛋白缺陷可引起支气管扩张。一个或多个IgG亚类缺乏者通常伴有反复呼吸道感染，可造成支气管扩张。IgA缺陷虽不常伴有支气管扩张，但它可与IgG2亚类缺陷共存，引起肺部反复化脓性感染和支气管扩张。

（5）异物吸入：异物在气道内长期存在可导致气道慢性阻塞和炎症，继发支气管扩张。

二、临床症状

1. 慢性咳嗽、咳大量脓痰

咳嗽、咳痰与患者体位改变有关。支气管扩张时，支气管分泌物积储，患者改变体位时分泌物刺激支气管黏膜，引起咳嗽和排痰。患者病情严重程度可用排痰量估计。轻度：排痰量＜10ml/d；中度：排痰量在10～150ml/d；重度：排痰量＞150ml/d。急性感染发作时，痰液多呈黄绿色脓样；合并厌氧菌感染时，痰液可有臭味。收集患者全天的痰液，静置于玻璃瓶中，数小时后痰液可分为3层：上层为泡沫；中层为黄绿色混浊脓液；下层为坏死组织沉淀物。

2. 反复咯血

50％～70％的患者有不同程度的咯血，咯血量可从痰中带血至大量咯血，咯血量与病情严重程度、病变范围有时不一致。部分患者以反复咯血为唯一症状，临床上称为干性支气管扩张，其病变多位于引流良好的上叶支气管。

3. 反复肺部感染

其特点是同一肺段反复发生肺炎，并迁延不愈，这是由于扩张的支气管清除分泌物的功能丧失，局部引流差，致使感染反复发生。

4. 慢性感染中毒症状

患者如反复感染，可出现发热、乏力、食欲减退、消瘦、贫血等。当支气管扩张并发代偿性或阻塞性肺气肿时，患者可有呼吸困难、气急或发绀，晚期可出现肺心病及心肺功能衰竭的表现。

三、健康指导

1. 心理指导

由于疾病迁延不愈，患者易产生悲观、焦虑等情绪。咯血时，患者会感到极度恐惧和绝望。医护人员应对患者进行心理疏导，给予解释和鼓励，加强疾病知识宣教工作，提高患者对疾病的认识，使其树立战胜疾病的信心。咯血时，医护人员应陪伴并安慰患者，使患者保持情绪稳定，避免患者因情绪波动而加重出血。

2. 饮　食

给患者提供有足够热量、蛋白质和维生素的饮食。患者咯血期间，过冷或过热的食物均易诱发再次咯血，因此饮食应以温凉为宜，少食多餐。指导患者在咳痰后和进食前后漱口，以祛除痰臭，促进食欲。鼓励患者多饮水，每日饮水量不少于1500～2000ml，以稀释痰液，促进排痰。

3. 休 息

休息能减少肺活动度，避免因活动而诱发咯血。少量咯血时患者应静卧休息；大量咯血或病情严重时，患者应绝对卧床。

4. 体位引流

原则上应使病变部位位于高处，引流支气管开口在下，以利于痰液流入大支气管和气管从而排出。

5. 预防窒息

告知患者咯血时勿屏气，以免诱发喉头痉挛或使血液引流不畅而形成血块，导致窒息。嘱患者轻轻将气管内存留的积血咯出，以保持呼吸道通畅。

6. 咯血的护理

（1）及时为患者漱口，擦净患者口腔及周围的血迹，保持患者口腔清洁、舒适，防止因口腔异味的刺激而引起再度咯血。

（2）及时倾倒患者咯出的血液和痰液，并更换被血液污染的衣物、床单，以避免血迹给患者带来心理上的不良刺激。

（3）患者大便时禁止用力或屏气，必要时可使用润滑剂或缓泻剂。

（4）帮助患者保持情绪稳定。患者咯血时常出现精神紧张和恐惧心理，此时要嘱患者勿紧张、急躁，因为情绪波动会加重病情，要教患者学会放松情绪的方法，如缓慢呼吸、听轻音乐等。

四、出院指导

(1) 进食有足够热量、蛋白质和维生素的饮食，加强营养。

(2) 保持呼吸道通畅，及时清除呼吸道分泌物。指导患者掌握有效咳痰的方法。

(3) 嘱患者按时服药，并指导其正确用药。

(4) 对反复感染的患者，建议其接种肺炎疫苗。

(5) 适当运动，增强体质。指导患者进行呼吸功能的锻炼。注意保暖，预防上呼吸道感染。

(6) 嘱患者在发现病情变化，如出现咯血、发热等症状时，须及时就诊。

第三节　支气管哮喘

支气管哮喘是由多种细胞（如嗜酸性粒细胞、肥大细胞、T淋巴细胞、中性粒细胞和气道上皮细胞）和细胞组分参与的一种气道慢性炎症性疾病。这种慢性炎症与气道的高反应性有关，患者通常出现广泛多变的可逆性气道受限，并引起反复发作的喘息、气急、胸闷或咳嗽等症状，常在夜间和(或)清晨发作、加剧，多数患者可自行缓解或经治疗后缓解。

一、病　因

哮喘的病因还不十分清楚，患者个体过敏体质及外界环境的影响是发病的危险因素。哮喘与多基因遗传有关，同时受遗传因素和环境因素的双重影响。

（1）遗传因素：许多研究表明，哮喘患者亲属的患病率高于普通人群的患病率，并且亲缘关系越近，患病率越高；患者病情越严重，其亲属患病率也越高。目前，哮喘的相关基因尚未完全明确。

（2）环境因素：①激发因素，如尘螨、花粉、真菌、动物毛屑、二氧化硫和氨气等各种特异和非特异性吸入物；②感染，如细菌、病毒、原虫和寄生虫等；③食物，如鱼、虾、蟹、蛋类和牛奶等；④药物，如普萘洛尔和阿司匹林等；⑤气候变化、运动、妊娠等都可能是激发因素。

二、临床表现

支气管哮喘的典型症状为发作性伴有哮鸣音的呼气性呼吸困难，或发作性胸闷和咳嗽。严重患者被迫采取坐位或端坐体位，伴干咳或咳大量白色泡沫痰，甚至出现发绀等，有时咳嗽可为唯一症状(咳嗽变异型哮喘)。哮喘症状可在数分钟内发作,经数小时至数天,用支气管舒张药物可缓解或自行缓解。某些患者在缓解数小时后可再次发作。在夜间或凌晨发作和加重是哮喘的特征之一。有些青少年,其哮喘症状表现为运动时出现胸闷、咳嗽和呼吸困难(运动型哮喘)。哮喘发作的先兆症状有打喷嚏、流涕、干咳和胸闷。严重哮喘发作持续24h以上,经一般支气管舒张剂治疗不能缓解者,称为哮喘持续状态。

三、健康教育

1. 心理指导

哮喘是一种身心疾病,不良的心理活动是其诱发因素,并可影响其疗效。情绪激动、紧张不安、焦虑多疑等不良心境均可诱发或加重哮喘,因此,患者应尽量保持心境平和;医护人员和家属可多与患者沟通,告诉患者哮喘是可以控制的,并耐心倾听患者的诉说,让患者把自己的感受倾诉出来,使其保持乐观的心态。

2. 预防哮喘发作,避免环境因素的刺激

(1) 根据季节和气温的变化,随时增减衣物,注意保暖,预防感冒。

(2) 避免接触吸入性激发物质,如花粉、粉尘、尘螨、动物毛屑等,远离宠物。

（3）避免使用可诱发哮喘发作的药物，如阿司匹林、普萘洛尔、碘剂等。剧烈运动、月经和妊娠等也可诱发哮喘发作。

（4）尽量避免进食或接触可能诱发哮喘发作的食物，如鱼、虾、蟹、牛奶、鸡蛋等。明确是过敏源的食物应严禁食用。当哮喘急性发作时，患者可进食清淡的流质或半流质食物；在哮喘持续状态，应根据患者失水情况和心功能水平鼓励患者多饮水，以稀释痰液。

3. 正确使用吸入剂和气雾剂

（1）学习吸入剂装置的结构特点和正确使用方法。学会清洁吸入器和保存吸入器的方法。

（2）患者应随身携带气雾剂，一旦出现哮喘发作先兆，应立即吸入β_2受体激动剂，以迅速缓解症状。

（3）吸入剂的使用方法如下（以布地奈德福莫特罗粉吸入剂为例）。

A. 装药：旋松并拔出瓶盖，确保红色旋柄在下方，拿直药瓶（见图1-3-1）；右手握住药瓶底部红色部分，左手捏药瓶的中间部分向某一方向旋转到底（见图1-3-2），再向反方向旋转到底（见图1-3-3），即完成一次装药。在此过程中，可听到“咔嗒”一声。

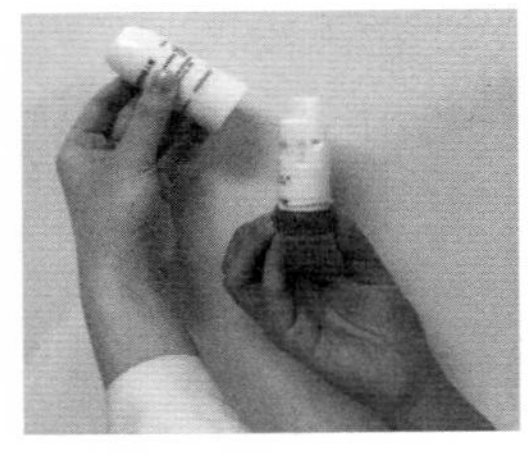

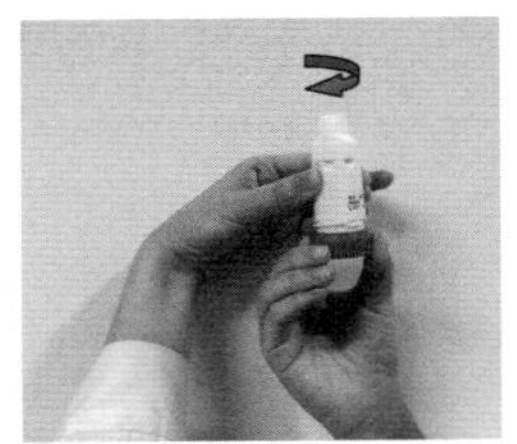

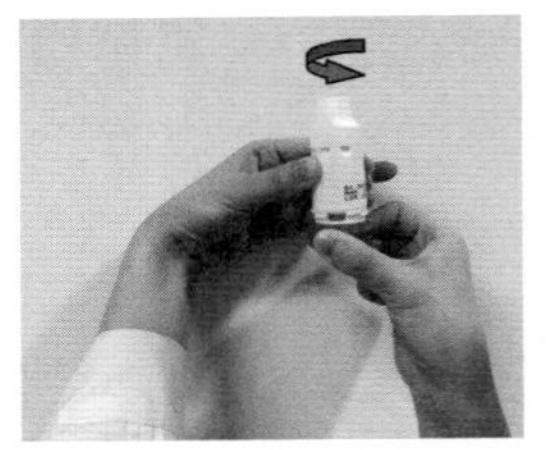

图1-3-1　拔出瓶盖　　图1-3-2　旋转到底　图1-3-3　反方向旋转到底

B. 吸入：先呼气（不可对着药瓶的吸嘴呼气，见图1-3-4）；将吸嘴置于齿间，用双唇包住吸嘴，用力且深长地吸气（见图1-3-5）；然后将吸嘴从嘴部移开，继续屏气5s后恢复正常呼吸。

C. 漱口（见图1-3-6）。

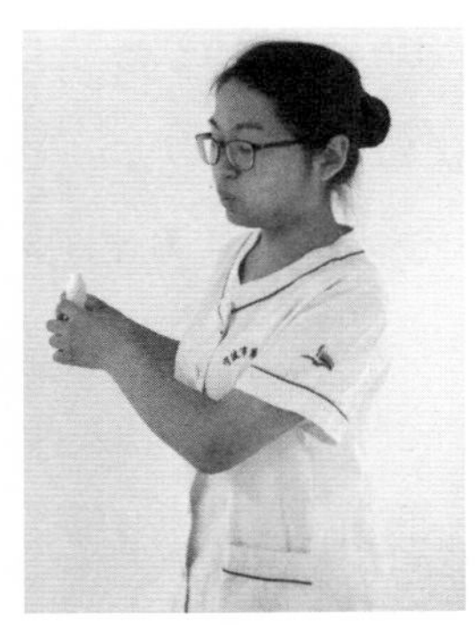

图1-3-4　呼气

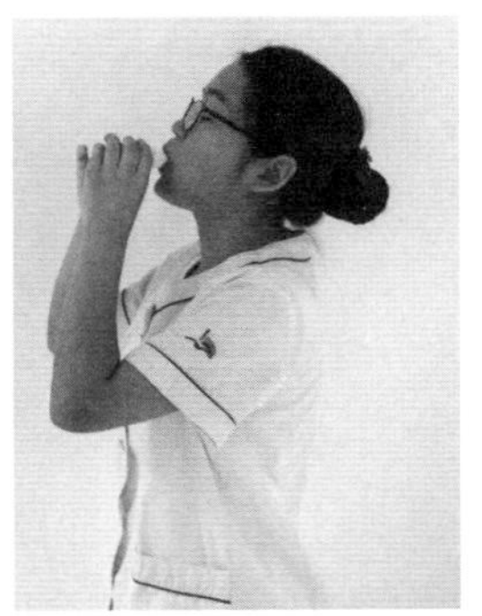

图1-3-5　吸入

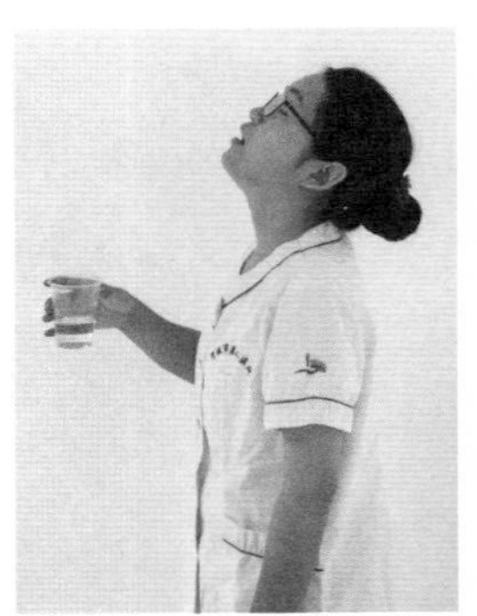

图1-3-6　漱口

4. 用药指导和门诊随访

哮喘是一种慢性疾病，必须坚持长期合理用药。哮喘患者常用的药物有以下几种。

（1）β_2受体激动剂：按需间歇使用，应避免长期、单一使用，以免产生耐药现象。

（2）茶碱类：用药前应了解患者茶碱的使用情况，用药期间应检测其血药浓度，并及时调整茶碱的用量。

（3）糖皮质激素：指导患者使用小剂量糖皮质激素联合长效β_2受体激动剂或控释茶碱，以减少糖皮质激素的副作用。

（4）其他：如色甘酸钠、抗胆碱药、白三烯受体阻断剂等，使用时需注意其副作用。

（5）至少每3个月到呼吸科门诊复诊一次，按照医嘱调整药物的用量。对于自己服用的每一种药，应牢记药名、用法和使用时的注意事项。

5. 病情的自我监测

（1）学会观察哮喘发作的前驱症状：如鼻咽痒、喷嚏、流涕、眼痒、流泪、咳嗽等黏膜过敏症状。及早用药，以控制症状，避免哮喘的严重发作。

（2）学会哮喘发作时的自我处理，掌握峰流速仪的使用方法及哮喘控制状况的自我评估方法（见附表）。

（3）坚持记哮喘日记，记录发作的诱因、有无先兆、发作时间、症状有无改变及用药效果等。定期复查肺功能。

6. 坚持体育锻炼

根据病情进行适当的体育锻炼，如散步、打太极拳等，以增强体质，预防感冒，但要避免剧烈运动。

▶附表

哮喘控制测试(asthma control test, ACT)评分

将每一个问题的得分写在“得分”栏中，5个问题得分之和即为总分。请如实回答以下问题，这将有助于医生了解您的病情。

问　题	得　分
1. 在过去的4周内，您在工作、学习时或在家中，有多少时间哮喘会妨碍您进行日常活动？ 所有时间(1分)　大多数时间(2分)　有些时间(3分) 很少时间(4分)　没有(5分)	
2. 在过去的4周内，您出现过多少次呼吸困难？ 每天不止1次(1分)　每天1次(2分)　每周3～6次(3分) 每周1～2次(4分)　完全没有(5分)	
3. 在过去的4周内，因为哮喘症状(喘息、咳嗽、呼吸困难或胸闷)，您有多少次在夜间醒来，或早上比平时醒得早？ 每周4次或更多(1分)　每周2～3次(2分)　每周1次(3分) 这4周共有1～3次(4分)　没有(5分)	
4. 在过去的4周内，您有多少次使用急救药物(沙丁胺醇)治疗？ 每天3次以上(1分)　每天1～2次(2分)　每周2～3次(3分) 每周1次或更少(4分)　没有(5分)	
5. 您如何评估过去4周内您的哮喘控制情况？ 没有控制(1分)　控制很差(2分)　有所控制(3分) 控制很好(4分)　完全控制(5分)	
总　分	

注：总分25分，表示哮喘完全控制；总分20～24分，表示哮喘控制良好；总分低于20分，表示哮喘未得到控制。

第四节 慢性阻塞性肺疾病

慢性阻塞性肺疾病(chronic obstructive pulmonary disease, COPD)是一种常见的以持续气流受限为特征的,可以预防和治疗的疾病,患者气流受限进行性发展,与气道和肺对有毒颗粒或气体的慢性炎症反应增强有关。

一、病 因

COPD的确切病因目前尚不清楚。一般认为,与慢性支气管炎和阻塞性肺气肿发生有关的因素都可能参与了COPD的发病。目前已经发现的COPD危险因素大致可以分为外因(即环境因素)和内因(即个体易患因素)两类。外因包括吸烟、吸入粉尘和化学物质、空气污染、呼吸道感染及较低的社会经济地位(可能与室内和室外空气污染、居室拥挤、营养较差等因素有关)。内因包括遗传因素、气道反应性增高,以及在胎儿期、新生儿期、婴儿期或儿童期由各种原因导致肺发育或生长不良。

二、临床表现

1. 症 状

（1）慢性咳嗽：常为最早出现的症状，随病程发展可终身不愈。患者常晨间咳嗽明显，夜间有阵咳或排痰。当气道严重阻塞时，通常仅有呼吸困难，而不出现咳嗽。

（2）咳痰：一般为白色黏液或浆液性泡沫痰，偶可带血丝，清晨排痰较多。急性发作期痰量增多，可有脓性痰。

（3）气短或呼吸困难：COPD的主要症状，早期在劳动时出现，后逐渐加重，以致在日常生活甚至休息时也感到气短。但由于个体差异，部分患者常可耐受。

（4）喘息和胸闷：重度COPD患者或病情急性加重时出现。

（5）其他：疲乏、消瘦、焦虑等，常在COPD病情严重时出现，但并非COPD的典型表现。

2. 体 征

（1）视诊：胸廓前后径增大，肋间隙增宽，剑突下胸骨下角增宽，称为桶状胸。部分患者呼吸变浅，频率增快，严重者可有缩唇呼吸等。

（2）触诊：双侧语颤减弱。

（3）叩诊：肺部过清音，心浊音界缩小，肺下界和肝浊音界下降。

（4）听诊：双肺呼吸音减弱，呼气延长，部分患者可闻及湿性啰音和（或）干性啰音。

三、健康教育

1. 戒　烟

吸烟是COPD的主要危险因素，不祛除病因，单凭药物治疗COPD难以取得良好的疗效，因此阻止COPD发生和发展的关键措施是戒烟。还应减少职业性粉尘和化学物质的吸入，对于接触职业粉尘的人群，如从事煤矿、金属矿、棉纺业、化工行业及某些机械加工等工作的人员应做好劳动保护。

2. 减少室内空气污染

避免在通风不良的空间燃烧生物燃料，如烧柴做饭、在室内生炉火取暖、被动吸烟等。

3. 防治呼吸道感染

积极预防和治疗上呼吸道感染。秋冬季节注射流感疫苗；避免到人群密集的场合；保持居室空气新鲜；发生上呼吸道感染应积极治疗。

4. 长期、规律用药

药物治疗用于预防COPD的发作和控制症状，降低COPD急性加重的频率和严重程度，提高患者的运动耐力和生活质量。根据病情的严重程度，逐步增强治疗，如果没有出现明显的药物不良反应或病情恶化，应在同一水平维持长期的规律治疗。根据医嘱正确使用吸入剂。针对本病特点，在急性期和慢性迁延期，以控制感染、祛痰、镇咳为主，伴发喘息时加以解痉平喘的治疗。使用抗菌药物是治疗细菌感染急性加重的重要措施，但对稳定期患者无须应用抗菌药物。为避免患者盲目使用抗菌药物，应指导其学会识别COPD的急性期和稳定期，以确保患者一旦出现症状能及时发现并就医。

5. 加强锻炼

患者应根据自身情况选择合适的锻炼方式，如散步、慢跑、游泳、爬楼梯、爬山、打太极拳、跳舞，或双手举几斤重的物品，在上举时呼气等。

6. 呼吸功能锻炼

COPD患者治疗中一个重要的目标是保持良好的肺功能，只有保持良好的肺功能，患者才能有较好的活动能力和生活质量，因此呼吸功能锻炼非常重要。患者可通过做呼吸瑜伽、呼吸操、深慢腹式阻力呼吸功能锻炼、唱歌、吹口哨、吹笛子等进行肺功能锻炼。

7. 耐寒能力锻炼

耐寒能力的降低可导致COPD患者出现反复上呼吸道感染，因此耐寒能力对于COPD患者也很重要。患者可采取从夏天开始一直坚持到冬天用冷水洗脸的方法，或每天进行户外活动等方式锻炼耐寒能力。

8. 营养支持

患者应达到理想的体重，同时避免过高碳水化合物饮食和过高热量的摄入，以免产生过多二氧化碳。

9. 氧　疗

COPD稳定期进行长期家庭氧疗(long-term oxgen treatment, LTOT)可提高慢性呼吸衰竭患者的生存率,并对患者血流动力学、运动能力、肺生理和精神状态都产生有益的影响。

氧疗的具体指征如下:①动脉血氧分压<55mmHg(1mmHg=0.133kPa)或动脉血氧饱和度≤88%,有或没有高碳酸血症。②动脉血氧分压在55~70mmHg,或动脉血氧饱和度<89%,并有肺动脉高压、心力衰竭、水肿或红细胞增多症(血细胞比容>55%)。

氧疗一般是经鼻导管吸入氧气,流量在1.0~2.0L/min,吸氧持续时间>15h/d。氧疗时应注意严禁烟火,吸氧装置要离明火2m以上。让家属督促患者坚持每天定时氧疗。长期氧疗的目的是使患者在海平面水平、静息状态下,达到动脉血氧分压≥60mmHg和(或)动脉血氧饱和度≥90%,这样才能维持患者重要器官的功能,保证组织的氧供。

第五节　呼吸衰竭

呼吸衰竭是各种原因引起的肺通气和(或)换气功能严重障碍,以致患者不能进行有效气体交换,导致缺氧伴(或不伴）二氧化碳潴留，从而引起一系列生理功能和代谢紊乱的临床综合征。在海平面大气压下，于静息条件下呼吸室内空气，并排除心内解剖分流和原发心排血量降低等情况后，动脉血氧分压（PaO_2）低于8kPa（60mmHg），或伴有二氧化碳分压（$PaCO_2$）高于6.65kPa（50mmHg），即为呼吸衰竭（简称呼衰）。

一、病　因

1. 呼吸道病变

支气管炎症、支气管痉挛、异物阻塞气道等引起肺通气不足，气体分布不匀，导致通气/血流比例失调，发生缺氧和二氧化碳潴留。

2. 肺组织病变

肺炎、重度肺结核、肺气肿、弥散性肺纤维化、成人呼吸窘迫综合征等，可引起肺容量、通气量、气体有效弥散面积减少，通气/血流比例失调，导致肺动脉样分流，引起缺氧和（或）二氧化碳潴留。

3. 肺血管疾病

肺血管栓塞、肺梗死等使部分静脉血流入肺静脉，发生缺氧。

4. 胸廓病变

胸廓外伤、手术创伤、气胸和胸腔积液等可影响胸廓活动和肺扩张，导致通气减少，吸入气体不匀，影响换气功能。

5. 神经中枢及其传导系统疾患

脑血管病变、脑炎、脑外伤、药物中毒等可直接或间接抑制呼吸中枢；脊髓灰质炎以及多发性神经炎所致的神经-肌肉接头阻滞影响传导功能；重症肌无力等疾病损害呼吸动力，引起通气不足。

二、临床表现

1. 分　类

（1）按动脉血气分析分类：①Ⅰ型呼吸衰竭：缺氧，无二氧化碳潴留，见于换气功能障碍（通气/血流比例失调、弥散功能损害和肺动-静脉样分流）的病例。②Ⅱ型呼吸衰竭：系肺泡通气不足所致的缺氧和二氧化碳潴留。单纯通气不足，缺氧与二氧化碳的潴留程度是平行的；若伴换气功能损害，则缺氧更为严重，需通过增加肺泡通气量，必要时加氧疗来纠正。

（2）按病程分类：①急性呼衰：是指突发原因（如脑血管意外、药物中毒抑制呼吸中枢、呼吸肌麻痹、肺梗死、急性呼吸窘迫综合征等）引起通气或换气功能严重损害而突然发生的呼吸衰竭，如不及时抢救，会危及患者生命。②慢性呼衰：多见于慢性呼吸系统疾病，如COPD、重度肺结核等，患者呼吸功能损害逐渐加重，虽有缺氧（或伴二氧化碳潴留），但通过机体代偿适应，仍能从事日常活动。

2. 症　状

除原发病症状外，患者主要有缺氧和二氧化碳潴留的表现，如呼吸困难、呼吸急促、精神或神经症状等；并发肺性脑病时，还可有消化道出血。

3. 体　征

可有口唇和甲床发绀、意识障碍、球结膜充血、水肿、扑翼样震颤、视神经盘水肿（视物模糊）等。

三、健康教育

1. 合理氧疗的重要性

氧疗能提高肺泡内氧分压，减轻组织损伤，恢复脏器功能，提高机体的耐受力；减少呼吸做功，减少耗氧量；降低缺氧性肺动脉高压，减轻右心负荷。因此，呼衰患者应按医嘱合理进行氧疗。氧疗中应保持输送氧气的导管、面罩、气管导管等妥善固定，保持其清洁与通畅，并定时更换，防止感染。患者不要擅自停止吸氧或变动氧流量。在用氧过程中，若患者呼吸困难症状缓解，发绀减轻，心率减慢，说明氧疗有效。

2. 指导患者进行呼吸功能锻炼

坚持呼吸功能锻炼可稳定患者病情，改善患者肺功能，对老年患者效果尤其明显。指导患者做腹式呼吸和缩唇呼吸。腹式呼吸，即放松肩膀和颈部，一手置于胸前，另一手置于腹部肚脐处，吸气时胸部不动，腹部鼓起；呼气时，经口缩唇呼气，腹部内陷。缩唇呼吸，即闭嘴，平静用鼻吸气，然后将嘴唇缩成吹口哨状缓慢呼气，默数1、2、3、4，吸呼比为1∶2。以上两种呼吸训练在患者平静、轻松的状态下进行，2次/d，10～20min/次。练习过程中切忌过分使劲或勉强控制呼吸节律，以免引起胸闷、头晕等症状。通过腹肌的运动和缩唇呼吸，可促使肺内气体均匀而缓慢地呼出，以减少肺内残气量，增加肺的有效通气量，改善通气功能。

3. 有效咳嗽、咳痰的意义与方法

（1）有效咳嗽、咳痰的意义：有效咳嗽、咳痰可以促进排痰，改善肺通气功能，促进肺膨胀，增加肺活量，预防肺部并发症。呼衰患者呼吸道净化作用减弱，炎性分泌物增多，痰液黏稠，可导致肺泡通气不足。在氧疗和改善通气之前，必须采取各种措施，使患者呼吸道保持通畅。

（2）有效咳嗽、咳痰的方法：患者取坐位、半坐位或直立位，上身尽量坐直，屏住呼吸3～5s，然后慢慢地尽量由口将气体呼出。在呼气时，肋骨下缘会降低，同时腹部会下陷。做第2次深呼吸，屏住气，然后患者发出“啊、哈”的声音，用力将肺部深处的痰咳出来。

4. 翻身、叩背的意义与方法

定时帮患者翻身，可以改善患者肺部血液循环，促进支气管引流通畅。以适当力量沿着患者支气管引流的方向为

其叩背，使黏附于气道壁的分泌物易于排出。叩背者指关节屈曲，手呈覆碗状（见图1-5-1），从患者肺底由下向上，由外向内叩拍（见图1-5-2）。

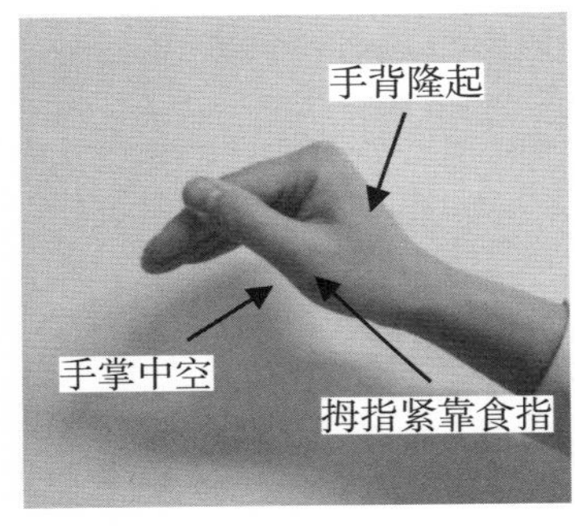

图1-5-1　手呈覆碗状

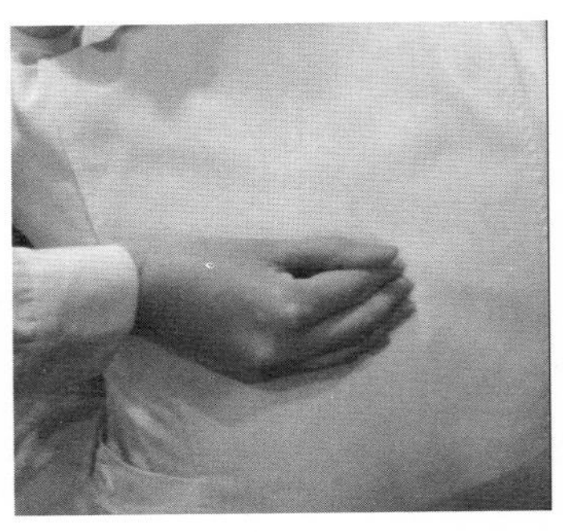

图1-5-2　叩背

每次患者咳嗽前，先给其喂少量温水，再拍背，这样反复叩拍，更利于痰液的排出。

5. 对痰液的观察与记录

患者及其家属应注意观察患者咳出痰的色、质、量、味，痰色白、量少或较稀，说明病情有所好转。痰色黄、量多且黏稠，说明感染严重。如患者突然出现大汗淋漓、心率加快、血压升高，说明痰液阻塞气道，需立即清除痰液，以防窒息。如痰液出现特殊气味，或痰液量、色、黏稠度等发生变化，应及时与医护人员联系。

6. 饮食指导

呼吸衰竭患者营养不良发生率高，营养不良可降低患者肺通气功能和机体免疫功能，使患者易发生二重感染和全身衰竭。有学者根据呼吸衰竭患者病情的轻重及其对饮食护理需求的不同，将患者病情分为重症期、好转期和康复期三个阶段，并制定了各阶段饮食护理的标准。

（1）重症期：重症患者由于病情所致，往往食欲减退，出现恶心、呕吐、腹胀、烦躁不安、兴奋或失眠，加上部分患者因疾病产生悲观情绪而不思饮食或拒绝进食，导致热量摄入不足，所以重症期患者应以进食高热量、清淡易消化的流质或半流质饮食为原则。在患者心功能允许的情况下，鼓励患者多饮水，补充足够的水分，既可以使痰液易于咳出，又可以减少并发症的发生。

（2）好转期：此期患者胃肠功能逐步恢复，需要逐步增加食物中蛋白质和纤维素的含量，食物以软而易消化的半流质为主，可进食稀肉粥、馒头、面包、软饭、肉丸、鲜鱼、新鲜蔬菜及水果等，每天5～6餐。对于使用利尿剂的患者，指导其进食橘子、番茄、香菇等含钾多的食物。

（3）康复期：此期患者胃肠功能基本恢复，指导患者进食普食，选择鸡、鱼、瘦肉、蛋等优质蛋白质和富含纤维素的青菜、水果，食物宜软、烂、清淡可口，不宜过咸或油腻。

7. 保持口腔清洁

由于缺氧，患者常张口呼吸，口腔干燥明显，加之抗生素的大量使用，易使患者发生口腔感染。因此，患者应注意口腔卫生，咳痰后要漱口。

8. 心理指导

慢性呼吸衰竭患者因病程长、病情反复发作，呼吸功能严重受损，生活质量逐渐下降，社会交往明显减少，因而易产生抑郁、焦虑、急躁的心理及行为障碍，若缺乏亲人的关怀和照顾，患者有时甚至会产生厌世的情绪。因此，护理人员及家属要关怀、体贴患者，做好患者的心理疏导，多问候、多安慰、多陪伴患者。耐心向患者解释其病情，调动其情绪，解除其心理负担，使患者积极配合治疗。

9. 用药指导

患者及其家属应知晓患者常用药物的作用、副作用及用药时的注意事项，以帮助患者坚持长期、按医嘱规范服药。

10. 生活指导

鼓励患者进行耐寒锻炼和呼吸功能锻炼，如用冷水洗脸，以提高呼吸道抗感染能力；避免吸入刺激性气体，劝告吸烟的患者戒烟；患者还应避免劳累、情绪激动等不良因素的刺激；患者应少去人多拥挤的地方，避免与有呼吸道感染的人接触，以降低被感染的概率。

第六节　自发性气胸

自发性气胸是指无外伤或人为因素影响的情况下，患者脏层胸膜破裂，肺泡内气体进入胸膜腔，导致胸膜腔积气，胸膜腔压力升高，肺组织萎缩，纵隔向健侧移位。临床表现为患者突发胸痛、气促、呼吸困难、发绀，甚至发生急性呼吸衰竭而死亡。

一、病　因

青壮年患者多为肺大泡破裂所致。近年，获得性免疫缺陷综合征（acquired immune deficiency syndrome, AIDS）患者因卡氏肺囊虫感染引起的自发性气胸有所增加。老年人因COPD、肺癌引起的自发性气胸有逐年增多的趋势。

二、临床表现

1. 呼吸困难

患者发生气胸时，均有呼吸困难症状，其严重程度与发生的过程、肺被压缩的程度和患者原来的肺功能状态有关。呼吸功能正常的年轻患者，即使肺被压缩＞80％，也可无明显的呼吸困难症状,或仅在活动时稍感胸闷;而老年COPD患者,肺被轻度压缩就会有明显的呼吸困难症状。急性气胸患者的症状更明显;而慢性气胸患者因健侧肺可以代偿性膨胀,故临床症状会较轻。

2. 胸　痛

气胸发生时,患者会突然感到尖锐性刺痛或刀割样痛,这与肺大泡突然破裂及肺被压缩的程度无关,而与胸膜腔内压力增高、壁层胸膜受牵拉有关。疼痛部位不固定,可局限在胸部,亦可向肩、背、上腹部放射。存在明显纵隔气肿时,患者可出现持续的胸骨后疼痛。疼痛是气胸患者最常见的主诉,也可能是轻度气胸患者唯一的症状。

3. 刺激性咳嗽

发生自发性气胸时,患者可偶有刺激性咳嗽。

4. 其他症状

当气胸合并血气胸时,如出血量多,患者会出现心悸、血压下降、四肢发凉等。

三、健康教育

(1) 瘦高的年轻男性为自发性气胸易发人群,因此这些人群应合理运动(避免过于剧烈的运动),饮食方面应增加蛋白质的摄入,少进食易引起咳嗽的刺激性食物,禁烟、禁酒。日常起居应注意保暖。

（2）预防感冒，保持适当的水分摄入。有肺部疾病的患者，在积极治疗原发病的同时，应注意保暖，预防感冒；饮食宜清淡，不宜过饱；尽量少去人员密集的地方，经常开窗通风，保持室内空气新鲜；适当活动；保持大便通畅。

（3）有免疫缺陷者，应积极治疗并增强免疫力，提高机体的抗病能力。

（4）心理指导。易发患者应知晓发病的基本症状、可能出现的并发症及预后，避免发生自发性气胸时因疼痛、呼吸困难而产生紧张和恐惧的心理，指导患者正确对待自己的病情，并采取积极有效的措施，及时就医，防止病情进一步发展，使其积极配合医生的治疗，以尽快痊愈。

（5）胸腔内气体较少，对呼吸和循环功能影响较小的患者，因气体1～2周可自行吸收，治疗上可采取保守疗法。患者取半坐卧位，以增加肺扩张；加强休息；饮食上增加营养；保持室内空气湿润；保持大便通畅。胸腔内气体较多，严重影响呼吸和循环功能的患者，特别是开放性的张力性气胸患者，需放置胸腔闭式引流管排气。这类患者除要了解以上几点注意事项外，还要学会有效咳嗽和深呼吸。

（6）有疼痛症状的患者，应取健侧卧位，并遵医嘱用适当的止痛剂。

（7）急性期患者应绝对卧床休息。

（8）胸腔闭式引流管的护理。进行胸腔闭式引流时，患者及其家属不要自行挤捏、扭曲引流管;患者在床上活动时,或必须离开病床进行检查时,或在室内允许的范围内活动时,应避免牵拉引流管,防止其移位或脱落。

（9）生活指导。①自发性气胸患者在气胸痊愈后至少3个月内不可进行剧烈活动,如打球、跑步、抬举重物、剧烈咳嗽、屏气等,避免诱发气胸。②防止便秘,2d以上未解大便者应采取通便措施。③戒烟。④平时注意补充营养,摄入充足的蛋白质和维生素,不挑食、不偏食,适当进食富含粗纤维的食物。⑤锻炼身体,增强抵抗力。⑥如有原发性疾病,如肺大泡、结核空洞等,应及时处理,防止并发气胸、血气胸,或再次发作自发性气胸。

【参考文献】

［1］成人支气管扩张症诊治专家共识编写组. 成人支气管扩张症诊治专家共识[J]. 中华结核和呼吸杂志,2012,35(7):485-492.

［2］孙娟. 支气管扩张的护理分析[J]. 中国保健营养,2017,27(13):13-15.

［3］郑秀云,毛丽洁,朱建芬,等. 床旁纤维支气管镜引导下气道内球囊导管压迫治疗支气管扩张咳血的护理[J]. 中国实用护理杂志,2010,26(29):28-29.

［4］中华医学会呼吸病学分会哮喘学组,中国哮喘联盟. 支气

管哮喘急性发作评估及处理中国专家共识[J]. 中华内科杂志，2018，57(1)：25-28.

[5] 王慕鹏，刘欣梅，郝晓梅，等. 支气管哮喘患者的护理[J]. 中国组织工程研究，2014(s1)：77.

[6] 王春英，房君，陈瑜，等. 实用重症护理技术操作规范与图解[M]. 杭州：浙江大学出版社，2017.

[7] 常永红. 延续护理改善COPD患者自我护理状况和生活质量的效果[J]. 解放军护理杂志，2013，30(24)：33-35.

[8] 高云，房锐. 健康教育减少气胸反复发作的护理[J]. 齐鲁护理杂志，2012，5(3)：17.

第二章

循环系统疾病

第一节　心律失常

心律是心脏跳动的节律。心律失常是指心脏冲动的频率、节律、起源部位、传导速度和激动次序的异常。心律失常分为快速性心律失常和缓慢性心律失常。

快速性心律失常包括以下两种。①快速性室上性心律失常：阵发性室上性心动过速、窦性心动过速、心房颤动、心房扑动等。②快速性室性心律失常：室性心动过速、心室扑动、心室颤动等。

缓慢性心律失常包括以下两种。①病态窦房结综合征：窦性心动过缓、窦性停搏、窦房缓慢性心律失常阻滞等。②房室传导阻滞：二度Ⅱ型房室传导阻滞、三度房室传导阻滞、心脏骤停等。

一、病　因

心律失常的发生与吸烟、过量饮酒和咖啡、精神刺激、过度劳累、饱餐、低血压和低血钾等有关。

二、临床表现

快速性心律失常的临床表现有心悸、胸闷、焦虑不安、头晕、胸痛、低血压等，少见晕厥。

缓慢性心律失常有心、脑供血不足的表现，如发作性胸闷、头晕、黑蒙、疲倦、乏力等，严重时可发生晕厥。

三、健康教育

1. 活动指导

（1）轻者可适当活动，严重的需卧床休息。心律失常患者应动静结合，可适度参加体育锻炼。

（2）较严重的心律失常，如频发室性早搏、高度传导阻滞等，患者须绝对卧床休息，一切日常活动均需由护士或家属协助。

（3）心律失常患者适合散步、慢跑、打太极拳、做保健操等运动。运动时以患者感觉良好，不伴有胸闷、胸痛、心慌、气短和疲劳为宜。

2. 饮食指导

（1）在饮食中应避免那些会使高血压、动脉硬化等心血管疾病病情加重的食品。

（2）少食多餐，避免过饥或过饱；避免高盐、高脂肪、高胆固醇的食物，如动物内脏、动物油、肥肉、蛋黄、螃蟹等。

（3）进食富含维生素B、维生素C、钙及磷的食物，以维持心肌的营养和脂类代谢。

（4）慎食容易引发胀气的食物，如豆类、薯类、牛奶等。可多进食胡萝卜、生黄瓜和韭菜等，以促进肠道蠕动，避免胃肠胀气，保持大便通畅。

3. 生活指导

（1）患者应保持稳定的情绪，有良好的心态，避免精神紧张和情绪激动，以免诱发和加重心律失常。

（2）避免过度劳累，保证充足睡眠；餐后不宜立即就寝，因餐后迷走神经兴奋性增高，抑制心跳，有引发缓慢性心律失常的潜在风险。

（3）适量饮酒，不饮浓茶、咖啡，生活起居规律。

4. 室上性心动过速发作时的自我应急措施

（1）按摩颈动脉窦终止发作。患者取平卧位，尽量伸展颈部，头转向一侧，轻推胸锁乳突肌，在下颌角处触及颈动脉搏动，在此处以轻柔的手法逐渐增加压力，持续约5min。切勿同时按摩双侧。

（2）刺激咽喉部，诱发恶心、呕吐；深吸气，憋气3～5s也可抑制室上性心动过速发作。

（3）用压眼眶法反射性抑制室上性心动过速发作。

第二节　冠状动脉粥样硬化性心脏病

冠状动脉粥样硬化性心脏病，简称冠心病，是指冠状动脉粥样硬化使血管腔狭窄或阻塞，和(或)因冠状动脉功能性改变(痉挛)导致心肌缺血、缺氧或坏死而引起的心脏病。

一、病　因

(1) 年龄：冠心病患者的主要人群是40岁以上的中老年人，49岁以后发病率上升较快，但现在冠心病发病有年轻化的趋势。

(2) 性别：男性冠心病患者死亡率明显高于女性。女性在绝经后，冠心病的发病率会出现明显的上升趋势。

(3) 职业：脑力劳动者发病率一般高于体力劳动者。

(4) 饮食：常进食含较高热量或较多动物脂肪和胆固醇的人群易患本病。

(5) 肥胖：肥胖人群易患冠心病。

(6) 血压：血压升高是冠心病发病的独立危险因素。高血压人群发生冠心病的概率是血压正常人群的4倍。

(7) 吸烟：吸烟是冠心病的主要危险因素。与不吸烟者比较，吸烟者的发病率和死亡率增高2～6倍。

（8）血脂：总胆固醇、甘油三酯、低密度脂蛋白和极低密度脂蛋白增高，而高密度脂蛋白下降的人群易患本病。

（9）糖尿病：糖尿病患者本病发病率是非糖尿病人群的2倍。

（10）遗传因素：有心、脑血管疾病家族史的人群，其冠心病发病率高于一般人群。

二、临床表现

冠心病分为心绞痛型、心肌梗死型、无症状性心肌缺血型、心力衰竭和心律失常型、猝死型五种类型。

1. 心绞痛型

心绞痛型表现为胸骨后压榨感、闷胀感，伴有明显的焦虑，持续3～5min，常放射到左侧臂部、肩部、下颌、咽喉部及背部，也可放射到右臂。患者有时候心绞痛表现不典型，而仅表现为气紧、晕厥、虚弱、嗳气等，尤其是老年患者。

2. 心肌梗死型

心肌梗死发生前一周左右患者常有前驱症状，如静息和轻微体力活动时发作的心绞痛，伴有明显的不适和疲惫。心肌梗死时表现为胸骨后持续性剧烈压迫感、闷塞感，甚至刀割样疼痛，常波及整个前胸，以左侧为重。也有沿左臂尺侧向下放射，引起左侧腕部、手掌和手指麻刺感的，或放射至上肢、肩部、颈部、下颌，以左侧为主。疼痛部位与以前心绞痛的部位一致，但持续更久，疼痛更重，休息和含化硝酸甘油不能缓解。心肌梗死有时候表现为上腹部疼痛，容易被误诊为腹部疾病。心肌梗死还会伴有低热、烦躁不安、多汗、冷汗、恶心、呕吐、心悸、头晕、极度乏力、呼吸困难和濒死感，这些症状可持续30min以上，长者可达数小时。

3. 无症状性心肌缺血型

患者无胸闷、胸痛等不适，常因心电图有缺血表现、发生了心律失常或因为运动试验阳性而做冠脉造影才发现。

4. 心力衰竭和心律失常型

部分患者原有心绞痛发作，之后却出现心力衰竭的表现，如气紧、水肿、乏力等；有的患者还会出现各种心律失常，表现为心悸；还有部分患者直接表现为心力衰竭和心律失常。

5. 猝死型

猝死型是冠心病引起的不可预测的突然死亡，在急性症状出现以后6h内发生心搏骤停。

三、健康教育

1. 活动指导

（1）有氧运动是冠心病患者运动疗法最主要的方式，包括步行、慢跑、打太极拳、骑车、登山、打乒乓球和羽毛球等。冠心病患者不宜进行竞技性体育活动。

（2）运动前要做好准备活动，最适合冠心病患者的活动时间是晚上7点～9点。

（3）控制运动量，循序渐进，持之以恒。

（4）餐前、餐后不宜活动，原则上在餐后2h以内不锻炼，运动后1h内不进餐或饮浓茶；运动后不要马上洗浴。

（5）运动中若有不适，应及时停止活动，放松休息。随身携带急救药品。

2. 饮食指导

（1）少食多餐，不暴饮暴食。

（2）宜进食低脂肪、低胆固醇、高蛋白的饮食，如鱼、瘦肉、豆类及豆制品；少吃或不吃动物脂肪和胆固醇含量高的食物，如肥肉、动物内脏、蛋黄、鱼子等。

（3）饮食应低盐高钾，补充维生素，限制食盐的摄入量，每天食盐的摄入量应控制在2～5g。多食用含钾高的食物和水果，如冬菇、竹笋、花生、香蕉、橘子等。

3. 药物指导

（1）常用药物：硝酸酯类、β受体阻滞剂、钙离子拮抗剂、抗血小板聚积药、降血脂药。

（2）遵医嘱按时服药，规律用药。常备缓解心绞痛的药物。

（3）服药期间需注意有无以下药物不良反应：服用硝酸酯类药物后出现头痛、头胀；服用β受体阻滞剂后出现心率下降;服用抗血小板聚积药后引起出血等。如出现以上不良反应,应及时就医。

4. 生活指导

(1) 保持健康的情绪,遇事心平气和,宽以待人。

(2) 戒烟限酒,每天摄入酒精不超过15g。

(3) 保持大便通畅。

(4) 工作劳逸结合,避免过度劳累,保证睡眠充足。

(5) 在寒冷或炎热的天气,采取相应的保暖或降温措施。

(6) 保持口腔清洁,积极防治牙病。

第三节　急性心肌梗死

急性心肌梗死是冠状动脉急性持续性缺血、缺氧所引起的心肌坏死。

一、病　因

急性心肌梗死多发生在冠状动脉粥样硬化的基础上,其发病多与以下因素有关。

(1) 过劳:过重的体力劳动,尤其是负重登楼、过度体育活动或连续紧张劳累等。

（2）情绪激动。

（3）暴饮暴食。

（4）寒冷刺激。

（5）便秘。

（6）吸烟、大量饮酒。

二、临床表现

约半数以上的患者在起病前1～2d或1～2周有前驱症状。最常见的前驱症状是原有的心绞痛加重，发作时间延长或对硝酸甘油反应变差；或继往无心绞痛者，突然出现长时间心绞痛。

典型的心肌梗死症状包括：

（1）突然发作剧烈而持久的胸骨后或心前区压榨性疼痛，休息和含服硝酸甘油不能缓解，常伴有烦躁不安、出汗、恐惧或濒死感。

（2）少数患者无疼痛，一开始即表现为休克或急性心力衰竭。

（3）部分患者疼痛位于上腹部，少数患者表现为颈部、下颌、咽部及牙齿疼痛。

（4）神志障碍，可见于高龄患者。

（5）全身症状表现为难以形容的不适或发热。

（6）胃肠道症状表现为恶心、呕吐、腹胀等，下壁心肌梗死患者更常见。

（7）心律失常见于75％～95％的患者，发生在起病的1～2周内，以24h内多见。前壁心肌梗死易发生室性心律失常；下壁心肌梗死易发生心率减慢、房室传导阻滞。

（8）心力衰竭主要是急性左心衰竭，在起病的最初几小时内易发生，也可在发病数日后发生，表现为呼吸困难、咳嗽、发绀、烦躁等症状。

（9）低血压、休克。急性心肌梗死时，由于剧烈疼痛、恶心、呕吐、出汗、血容量不足、心律失常等可引起低血压。大面积心肌梗死（梗死面积＞40％）时心排血量急剧减少，可引起心源性休克，收缩压＜80mmHg，患者面色苍白，皮肤湿冷，烦躁不安或神志淡漠，心率增快，尿量减少（＜20ml/h）。

三、健康教育

1. 活动指导

（1）建议出院后进行康复训练。

（2）坚持长期的低强度锻炼，运动时的心率可为最快心率的60％～65％。

（3）运动方式包括步行、慢跑、打太极拳、骑自行车、游泳、做健美操等。每周运动3～4d。开始时每次运动10～15min，之后逐步延长到30min以上。避免剧烈运动、竞技运动或运动时间过长。在进行有氧运动前、后，应分别进行5～

10min的热身运动和整理运动。

（4）经过2～4个月的体力活动和锻炼后，患者可酌情恢复部分工作或较轻的工作，之后逐步恢复全天工作。

2. 饮食指导

（1）发病初期，饮食上应限制热量的摄入，少食多餐，从流质过渡到半流质、软食。

（2）均衡饮食，进食低脂肪、低胆固醇、富含钾和粗纤维的饮食，避免过热或过冷的饮食。

3. 药物指导

（1）遵医嘱服用抗血小板聚集药物、β受体阻滞剂、他汀类调脂药及血管紧张素转换酶抑制剂。

（2）随身携带硝酸甘油片、保心丸等药物。

（3）注意有无药物不良反应，如出血、血压过低、心率减慢等。

4. 生活指导

（1）避免过度劳累。

（2）精神放松，情绪稳定。

（3）不要在饱餐或饥饿的情况下洗澡。水温最好与体温相当，洗澡时间不宜过长。

（4）遇气候恶劣时注意保暖或采取适当防护。

（5）避免暴饮暴食，保持大便通畅。

（6）戒烟，避免大量饮酒。

(7) 学会识别心肌梗死的先兆症状及处理措施:①既往无心绞痛的患者突然发生心绞痛,或原有心绞痛的患者发作时症状突然明显加重,或在无诱因的情况下自发发作。②心绞痛性质较以往发生改变或时间延长,使用硝酸甘油不易缓解。③疼痛伴有恶心、呕吐、大汗或明显心动过缓或过速。④心绞痛发作时伴气短、呼吸困难。⑤冠心病患者或老年人突然出现不明原因的心律失常、心力衰竭、休克或晕厥等情况时都应想到心肌梗死的可能。

一旦发生上述症状,患者应:①立即平卧,保持安静,避免精神过度紧张。②舌下含服硝酸甘油,或喷雾吸入硝酸甘油。若症状未缓解,5min后可再含服一片硝酸甘油。心绞痛缓解后,患者应尽早去医院就诊;若胸痛在20min内仍未缓解,或胸痛严重,并伴恶心、呕吐、呼吸困难、晕厥,应立即呼叫救护车,前往医院就诊。

第四节　心力衰竭

心力衰竭,简称心衰,是指各种心脏疾病导致患者心功能不全的一种临床综合征,绝大多数情况下是指患者心肌收缩力下降,心排血量不能满足机体代谢的需要,器官、组织血液灌注不足，同时出现肺循环和（或）体循环淤血的表现。

一、病　因

（1）感染。呼吸道感染最常见。

（2）心律失常，特别是房颤及其他快速型心律失常。

（3）血容量增加，如摄入钠盐过多；静脉输入液体过多、过快等。

（4）体力劳动过重或情绪激动等。

（5）妊娠、分娩、药物使用不当（不恰当停用洋地黄类药物或降压药等）。

二、临床表现

1. 左心衰竭

（1）呼吸困难，可表现为劳力性呼吸困难、夜间阵发性呼吸困难或端坐呼吸。

（2）咳嗽、咳痰、咯血。

（3）疲倦、乏力、头晕、心悸。

（4）少尿和肾功能损害症状。

（5）肺部湿性啰音。

（6）心脏增大、舒张期奔马律。

2. 右心衰竭

（1）消化道症状，表现为厌食、恶心、呕吐、腹胀、少尿。

（2）呼吸困难。

（3）颈静脉怒张（见图2-4-1）、肝颈静脉反流征阳性。

（4）肝大和压痛、肝功能损害、黄疸。

（5）心脏体征表现为右心室扩大。

（6）发绀。

（7）下肢凹陷性水肿（见图2-4-2）。

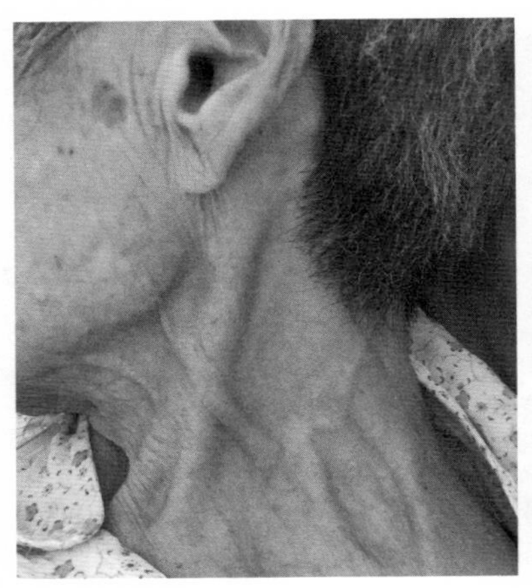

图2-4-1　颈静脉怒张

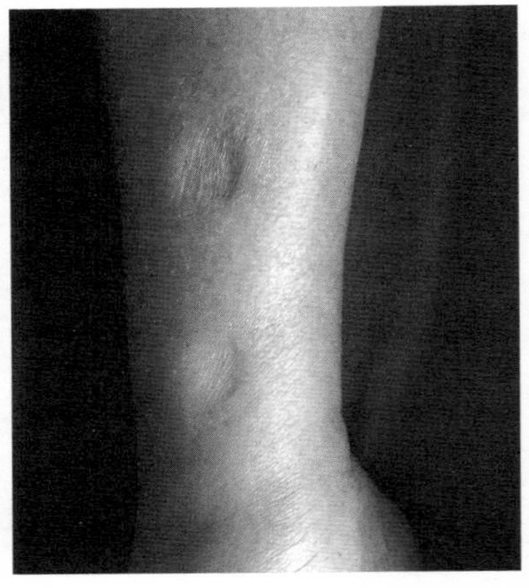

图2-4-2　下肢凹陷性水肿

三、健康教育

1. 活动指导

（1）心功能Ⅰ级的患者：要避免剧烈活动和重体力劳动。

（2）心功能Ⅱ级的患者：要限制活动，增加休息时间。

（3）心功能Ⅲ级的患者：要严格限制活动，增加卧床休息时间，夜间睡眠给予高枕。

（4）心功能Ⅳ级的患者：患者休息时也有症状，不能从事任何体力活动，应绝对卧床休息。

2. 饮食指导

（1）饮食以易消化、清淡的半流质或软食为主，少食多餐。

（2）限制钠盐的摄入，应根据患者病情选用低盐饮食，限制水的摄入。

（3）对长期服用利尿剂的患者，应鼓励其多进食含钾量较高的食物和水果，例如香蕉、橘子、红枣、木瓜等。必要时予补钾治疗，或将排钾与保钾药利尿剂配合使用。

（4）限制脂肪的摄入，因摄入过多的脂肪会抑制胃酸的分泌，影响消化。

（5）控制热量和蛋白质的摄入。

（6）补充维生素，进食鲜嫩蔬菜、绿叶菜汁、山楂、鲜枣、草莓、香蕉、橘子等，必要时口服补充维生素B和维生素C等。

3. 药物指导

严格按医嘱服药，不得随便改变药物的用法和用量，注意有无药物不良反应。

（1）洋地黄类药物。①作用：增加心肌收缩力，减慢心率，延缓传导。②副作用：胃肠道反应，如厌食、恶心、呕吐、腹痛、腹泻等；心脏反应，可引起心律失常。③常用制剂：地高辛、毛花苷C等。④用药注意事项：严格按时间、剂量服用，不可随意增减剂量；服药前数脉搏，如脉搏增至120次/min以上或低于60次/min，或出现心律失常，应立即报告医生并停药。

（2）利尿剂。①分类：排钾类——氢氯噻嗪、吲达帕胺、呋塞米；保钾类——螺内酯、氨苯蝶啶、阿米洛利。②副作用：可导致电解质紊乱（如低血钾）、耳鸣、耳聋、眩晕等。与洋地黄合用时可诱发洋地黄中毒。利尿剂还可以引起味觉异常、口干、神志淡漠等。

（3）血管紧张素转换酶抑制剂。①常用药物：卡托普利、培哚普利、贝那普利。②主要不良反应：咳嗽、低血压、头晕、肾损害、高血钾及血管神经性水肿等。③注意事项：用药期间需监测血压，避免体位突然改变；监测血钾和肾功能。

4. 生活指导

（1）监测体重变化，如患者体重持续增加或减轻，并感到头晕，应及时就诊。

（2）夜间睡眠时患者如果出现气喘、胸闷，应及时坐起来，或采取高枕卧位，这样可有助于缓解症状。

（3）尽量避免各种感染，如感冒、腹泻、肺炎等。

（4）保持健康的生活方式。戒烟、戒酒，保持心态平衡，同时还要保证充足的睡眠。

（5）育龄妇女要做好避孕工作。

第五节　原发性高血压

高血压分为原发性和继发性两大类。绝大多数高血压患者的病因不明，这种情况称之为原发性高血压，占高血压患者的95%以上。原发性高血压，又称高血压病，是指体循环动脉收缩压和（或）舒张压的持续升高。

目前，我国采用国际上统一的标准：即收缩压≥140mmHg/舒张压≥90mmHg，诊断为高血压。根据血压增高的水平，可将其进一步分为三级（见表2-5-1）。

表2-5-1　高血压分级

高血压分级	收缩压（mmHg）	舒张压（mmHg）
1级	140～159	90～99
2级	160～179	100～109
3级	≥180	≥110

一、病　因

（1）遗传因素。

（2）饮食。饮食习惯和营养与血压调节有着密切的关系。

（3）肥胖是高血压的重要危险因素。

（4）职业。从事脑力劳动和紧张工作的人群，高血压患病率比体力劳动者高；城市居民较农村居民患病率高，这可能与生活紧张、精神心理因素等有关。

（5）吸烟。烟草中烟碱和微量元素锡的含量较高，吸入较多可使血压升高。

（6）精神心理因素。

二、临床表现

（1）早期表现：早期多无症状，偶尔可在体检时发现血压增高，或在情绪激动或劳累后感头晕、头痛、眼花、耳鸣、失眠、乏力、注意力不集中等。

（2）脑部表现：头痛、头晕常见，多由于情绪激动、过度疲劳、气候变化或停用降压药而诱发。血压急剧升高时，患者可有剧烈头痛、视力障碍、恶心、呕吐、抽搐、昏迷、一过性偏瘫、失语等。

（3）心脏表现：早期心功能处于代偿期，患者症状不明显；后期心功能失代偿，可发生心力衰竭。

（4）肾脏表现：长期高血压致肾小动脉硬化。肾功能减退时，可引起夜尿增多、多尿、尿中含蛋白管型和红细胞。严重者出现氮质血症和尿毒症。

（5）其他：动脉改变；眼底改变，视力和视野异常；鼻出血；主动脉夹层等。

三、健康教育

1. 活动指导

（1）增加和保持适当体力活动，一般每周运动3～5次。

（2）选择有氧运动，每次持续20～60min，掌握合适的运动量。

（3）服药后不要马上进行运动。

2. 饮食指导

（1）坚持低盐、低脂、低胆固醇饮食。每日摄盐量应限制在6g以内，老年高血压患者每日摄盐量限制在4g左右。避免进食高热量、高脂肪、高胆固醇的"三高"食物。

（2）少食多餐，肥胖者控制体重。

（3）多吃富含维生素和纤维素的新鲜蔬菜和水果。

（4）饮茶宜清淡，忌饮浓茶、浓咖啡；少吃辛辣的食物。

3. 用药指导

（1）遵医嘱服药，不可自行停药或自行加减药物剂量。

（2）服药期间监测并记录血压。

（3）血压异常时及时就诊。

4. 生活指导

（1）保持情绪乐观，防止精神过度紧张、激动和劳累。

（2）生活规律，戒烟限酒，保持充足睡眠，保持大便通畅。

（3）避免暴露在过冷、过热的环境中，采取相应的保暖或降温措施。

（4）选择适合自己的体育或文化活动，增加老年患者的社交机会，提高其生活质量。

第六节　心脏康复

心脏康复是指应用多种协同的、有目的的干预措施，包括康复评估、运动训练、接受健康教育（如饮食指导、生活习惯指导）、规律服药和定期监测各项指标等，改善患者生活质量，使之回归正常社会生活，并预防心血管事件发生的综合治疗方法。心脏康复是心脏病预防的重要组成部分。

一、心脏康复的意义

（1）改善心脏功能。

（2）延缓动脉硬化进展。

（3）有利于血糖、胆固醇的控制。

（4）缩短住院时间，降低住院费用。

（5）降低死亡率、再住院率。

（6）改善不良心理状态，提高生活质量。

二、心脏康复的分期

（1）Ⅰ期：急性阶段（住院康复期）。

（2）Ⅱ期：恢复期（出院至出院后3个月内）。

（3）Ⅲ期：巩固阶段（出院后3个月至终身）。

三、心脏康复的五大处方

中国康复医学会心脏康复委员会根据心脏康复的内涵，提炼出5大康复处方概念，包括运动处方、营养处方、心理处方、戒烟处方和药物处方。

1. 运动处方

运动康复是心脏康复的重要组成部分，安全有效的运动能显著提高患者的运动能力，改善患者的症状和心功能。应根据患者的病情评估和危险分层，量身定制运动处方。运动处方需包括：运动形式、运动时间、运动强度、运动频率及运动过程中的注意事项。

2. 营养处方

科学膳食可降低发生心血管疾病的风险。先了解、评估患者每日摄入的总能量、膳食所含的脂肪、饱和脂肪、钠盐和其他营养素的摄入水平；饮食习惯和行为方式；身体活动水平和运动功能状态；体格指标和生化指标等，据此制订个体化膳食营养处方，再给予患者膳食指导和营养教育。

3. 心理处方

详细询问患者的病史,适当问及患者的情绪及其困扰的问题,做必要的检查和评估,识别患者有无精神、心理问题,运用有效的手段进行干预,减轻患者的精神、心理负担,提高患者的治疗依从性。

4. 戒烟处方

戒烟可降低心血管疾病的发病率和死亡风险,是冠心病一级预防和二级预防的重要措施之一。

第一步:询问患者吸烟情况,提供戒烟咨询,制订戒烟计划。

第二步:积极劝说患者戒烟。

第三步:评估患者戒烟的意愿和烟草依赖程度。

第四步:对于出现戒断症状的戒烟患者,指导患者对戒断症状进行相应处理,指导其使用戒烟药物及监测戒烟药物治疗效果和不良反应,并安排随访。

第五步:对于没有戒烟意愿的患者,采用“5R”法进行干预:包括强调健康相关性(relevance)、危害(risk)、益处(rewards)、障碍(roadblocks)和重复(repetition)。

5. 药物处方

不仅要为患者开具药物,还需要对其进行剂量的个体化调整,注意药物的不良反应,教育、监督、鼓励患者坚持用药。

(1) 处方:患者出院前就开始服用如下药物:阿司匹林、

氯吡格雷、他汀类降脂药、β受体阻滞剂、血管紧张素转换酶抑制剂，出院后长期服用。

（2）教育：介绍服药的必要性、服药的时间、药物的副作用等。

（3）随访：出院后第1、3、6、9、12个月时进行门诊随访。

【参考文献】

[1] 朱春梅. 永久性心脏起搏器植入患者的护理[J]. 中国当代医药，2010，17(10)：92.

[2] 张端凤，杨秀梅，尹安春. 埋藏式永久起搏器植入术后护理的研究进展[J]. 护理与康复，2015，14(2)：129-131.

[3] 陈丽萍，袁晓丹，靳娟. 临时起搏器保护下急性心肌梗死患者支架植入的护理[J]. 护士进修杂志，2009，24(3)：249-250.

[4] 葛均波，徐永健. 内科学[M]. 8版. 北京：人民卫生出版社，2013.

[5] 张澍，霍勇. 内科学-心血管内科分册. 北京：人民卫生出版社，2008.

[6] 尤黎明，吴瑛. 内科护理学[M]. 5版. 北京：人民卫生出版社，2012.

第三章

消化系统疾病

第一节　消化性溃疡

消化性溃疡指发生于胃肠道黏膜的慢性溃疡，可理解为发生在胃壁或十二指肠上的烂疮，分别称为胃溃疡和十二指肠溃疡。

一、病　因

（1）幽门螺杆菌感染：大量研究表明，幽门螺杆菌感染是消化性溃疡的主要病因。

（2）不良饮食习惯：进食无定时，暴饮暴食。

（3）刺激性的食物：易破坏胃黏膜的食物，如过酸或过辣的食物等。

（4）刺激性的饮料：易刺激胃酸分泌的饮品，如浓茶、咖啡等。

（5）精神压力：精神压力大会刺激更多胃液的分泌。

（6）吸烟：吸烟会减弱胃壁的保护能力。

（7）酗酒：酒精会破坏胃黏膜，降低其耐酸能力。

（8）药物：阿司匹林、风湿止痛药、类固醇药物等会损害胃壁。

二、临床表现

胃溃疡和十二指肠溃疡的临床表现有所不同,两者的区别见表3-1-1。

表3-1-1 胃溃疡与十二指肠溃疡临床表现的区别

特　征	胃溃疡	十二指肠溃疡
疼痛时间	进食后约30～60min	半夜空腹时,或进食后2～3h
进食对疼痛的影响	进食往往会加重疼痛	进食可减轻疼痛
疼痛部位	中上腹部或剑突下偏左	中上腹部或偏右
食欲不振	常见	少见
恶心、呕吐	常见	少见
打嗝	少见	常见

三、健康教育

1. 心理指导

紧张、焦虑的心理可增加胃酸分泌,诱发或加重溃疡。医护人员应与患者多交流,使其了解自己的病情、治疗方法及预后,解除其思想顾虑,使其学会自我放松。患者可采取转移注意力、听音乐等方式放松身心,保持乐观的态度。

2. 饮食指导

（1）食物的性质可影响溃疡疼痛发生的时间和严重程度，有些食物和饮料对胃黏膜有物理或化学损害作用，故溃疡患者应禁食煎炸食物、辣椒、浓咖啡及过热、过甜的食物。

（2）进食量的多少与溃疡疼痛的发生有关。大量进食可以导致胃部扩张，牵扯溃疡部位而引起疼痛，所以溃疡患者饮食不宜过饱，以免胃窦部扩张。

（3）不规则进餐可破坏胃液分泌的规律，所以患者可每日有规律地定时进餐5～6次；症状控制后，可酌情改为正常的一日三餐。

（4）避免进食速度过快，进餐应多加咀嚼。咀嚼可以增加唾液分泌，唾液有中和胃酸及促进消化的作用。

3. 用药指导

规律服药，指导患者了解药物的作用、服用方法和注意事项，切忌自行减药或停药。同时慎用阿司匹林、吲哚美辛、咖啡因、泼尼松等致溃疡药物。

消化性溃疡治疗药物主要分为以下三类。

（1）消灭幽门螺杆菌的药物，如阿莫西林、克拉霉素、甲硝唑。

（2）抑制胃酸分泌的药物，可分为三类：①碱性抗酸药，如氢氧化铝、铝碳酸镁。②H_2受体阻滞剂，如西咪替丁、雷尼替丁、法莫替丁。③质子泵抑制剂，如奥美拉唑、兰索拉唑、泮托拉唑。

（3）保护胃黏膜的药物：硫糖铝、枸橼酸铋钾、米索前列醇。

4. 生活方式指导

彻底戒除烟酒，因酒精会损伤胃黏膜屏障，尼古丁则可加剧酒精对胃黏膜的损伤。患者应根据病情调整活动量，劳逸结合，积极参加体育锻炼，以不感到劳累和诱发疼痛为原则，避免餐后剧烈运动。

第二节　溃疡性结肠炎

溃疡性结肠炎是一种慢性非特异性结肠炎症，病变主要位于结肠的黏膜层，且以溃疡为主，主要累及直肠和远端结肠，也可向近端扩展，或遍布整个结肠。溃疡性结肠炎的主要症状有腹泻、脓血便、腹痛和里急后重。本病病程漫长，患者病情轻重不一，常反复发作。

一、病　因

溃疡性结肠炎的病因和发病机制至今尚未明确，目前认为该病的发生主要是环境因素作用于遗传易感者，在肠道菌群的参与下，启动了肠道免疫和非免疫系统，最终导致免疫反应和炎症过程。

二、临床表现

（1）腹泻和黏液脓血便：见于绝大多数患者，黏液脓血便是本病活动期的重要表现。排便次数和便血程度可反映病情轻重，轻者每天排便2～4次，粪便呈糊状，可混有黏液、脓血，便血轻或无；重者腹泻可达每天10次以上，有大量脓血，甚至粪便呈血水样。

（2）腹痛：轻者或缓解期患者多无腹痛或仅有腹部不适，活动期有轻或中度腹痛，为左下腹或下腹的阵痛，亦可为全腹痛。有疼痛—便意—便后缓解的规律。若并发中毒性巨结肠或腹膜炎，则腹痛持续且剧烈。

（3）其他：可有腹胀、食欲不振、恶心、呕吐等。中、重型患者活动期可有低热或中等程度发热，重症患者可出现衰弱、消瘦、贫血、低白蛋白血症等表现。

三、并发症

溃疡性结肠炎可并发中毒性巨结肠、直肠或结肠癌变、大出血、急性肠穿孔、肠梗阻等。

四、健康教育

1. 休息和活动

在急性发作期或病情严重时，患者均应卧床休息；缓解期适当休息，注意劳逸结合，保证充足的睡眠。

2. 饮食指导

患者宜进食质软、易消化、少纤维又富含营养、有足够热量的饮食，以减轻饮食对肠黏膜的刺激，同时又利于营养的吸收，以维持机体代谢的需要。避免食用冷饮、水果、多纤维的蔬菜及其他刺激性食物，忌食牛奶和奶制品。溃疡性结肠炎患者饮食指导见表3-2-1。

表3-2-1 溃疡性结肠炎患者饮食指导

可以吃	肉、蛋类：碎肉、肉丁、肉丝、肉末、蒸蛋羹、煮鸡蛋等。可选择的烹饪方式有蒸、煮、焖、炖等
	松软的食物：粥、面、馒头、蛋糕（无奶油）等
	维生素：适当补充维生素制剂
少 吃	辛辣的食物：大蒜、生姜、生葱等
	含动物脂肪的油腻食物：红烧肉、排骨、肉馅包子等
	新鲜蔬菜和寒性或酸性的水果：西瓜、黄瓜、香蕉、桃子、柿子、枇杷、梨、苹果等

续 表

不能吃	乳制品:牛奶、酸奶及其他乳制品
	粗纤维食物:韭菜、芹菜、白薯、萝卜、粗杂粮等
	海鲜类食物:虾、螃蟹及其他海鲜
	辛辣刺激性食物:辣椒、芥末、酒、咖啡、浓茶等
	生冷性食物:雪糕、棒冰及其他任何刚从冰箱取出的食物
	易引发胀气的食物:薯类、皮蛋、卷心菜、花生、瓜子、黄豆、豆浆等

3. 用药指导

溃疡性结肠炎病程漫长,病情常反复发作,因此患者需坚持治疗,不可随意更换药物或停药。治疗过程中还需注意识别药物的不良反应,若出现异常情况,如疲乏、头痛、发热、手脚发麻、排尿不畅等症状时应及时就诊。柳氮磺吡啶常见的不良反应有恶心、呕吐、皮疹、粒细胞减少及再生障碍性贫血等,应饭后服药,服药期间定期复查血象;糖皮质激素服用过程中要注意激素的不良反应,不可随意停药,防止出现反跳现象;美沙拉嗪副作用较小,可能引起轻微胃部不适,偶有恶心、头痛、头晕等,缓释剂型要整粒吞服,绝不可嚼碎或碾碎。

4. 心理指导

由于本病病因不明,病情常反复,迁延不愈,患者往往很痛苦,尤其是排便次数的增加,易使患者产生忧虑、恐惧、自卑的心理，但是负面心理会加重病情或使疾病复发，所以患者要认识到溃疡性结肠炎虽然是慢性病，不易彻底治愈，但是可缓解，愈后较好，尤其轻型病例，经治疗后可长期缓解。

第三节　急性胰腺炎

急性胰腺炎是指多种病因导致胰酶在胰腺内被激活，引起胰腺组织自身消化、水肿、出血，甚至坏死的炎症反应，临床主要表现为急性上腹痛、恶心、呕吐、发热、血和尿淀粉酶增高，重症常继发感染、腹膜炎和休克等多种并发症。

一、病　因

（1）胆石症和胆道疾病：国内胆石症、胆道感染、胆道蛔虫是急性胰腺炎发病的主要原因，占50％以上，又称胆源性胰腺炎。

（2）胰管阻塞：常见的是胰管结石，其他如胰管狭窄、肿瘤或蛔虫钻入胰管等，均可引起胰管阻塞。

（3）酗酒和暴饮、暴食：酗酒和暴饮、暴食是急性胰腺炎的常见病因。

（4）手术和创伤：腹腔手术，特别是胰胆管或胃手术、腹部钝挫伤等可直接或间接损伤胰腺组织及胰腺血液供应，引起胰腺炎。

（5）内分泌与代谢障碍：任何原因引起的高钙血症或高脂血症，可通过胰管钙化或胰腺内脂质沉着等引发胰腺炎。

（6）感染：某些急性传染病，如腮腺炎、传染性单核细胞增多症等可增加胰液分泌，引起急性胰腺炎。

（7）药物：某些药物，如噻嗪类利尿剂、糖皮质激素、四环素等可直接损伤胰腺组织。

（8）其他：临床有5%～25%的急性胰腺炎病因不明，称为特发性胰腺炎。

二、临床表现

1. 症　状

（1）腹痛：为本病的主要表现和首发症状，常在暴饮、暴食或酗酒后突然发生。疼痛剧烈而持续，呈钝痛、钻痛、绞痛或刀割样痛，可阵发性加剧。腹痛常位于中上腹，向腰背部呈带状放射，患者取弯腰抱膝位时可减轻。

（2）恶心、呕吐和腹胀：患者有时呕吐频繁，吐出胃内容物，重者可混有胆汁，甚至血液。呕吐后无舒适感。常同时伴有腹胀，甚至出现麻痹性肠梗阻。

（3）发热：多数患者有中度以上发热。

（4）低血压或休克：重症胰腺炎患者常发生低血压或休克。

（5）水、电解质及酸碱平衡紊乱：患者多有轻重不等的脱水，呕吐频繁者可有代谢性碱中毒。

2. 体　征

轻症胰腺炎患者腹部体征较轻，可有腹胀和肠鸣音减弱，多数有上腹压痛，无腹肌紧张和反跳痛。重症者呈急性重症病容，表情痛苦，脉搏增快，呼吸急促，血压下降，腹肌紧张，全腹显著压痛和反跳痛，伴麻痹性肠梗阻时有明显腹胀，肠鸣音减弱或消失。

3. 并发症

（1）局部并发症：主要是胰腺脓肿和假性囊肿。

（2）全身并发症：重症胰腺炎常并发不同程度的多器官功能衰竭，如急性肾衰、急性呼吸窘迫综合征等。

三、健康教育

1. 饮食指导

发作时患者应禁食，待腹痛基本消失，肠鸣音恢复后，再进少量流质饮食，从低脂、低糖、低白蛋白饮食开始，以后逐步增加饮食。禁忌高脂肪食物。进食应少量多餐。

2. 活动与休息

患者应绝对卧床休息，以降低机体代谢率，增加脏器血流量，促进组织修复和体力恢复。卧床时取弯腰屈膝侧卧位，以减轻疼痛。

3. 用药指导

胰腺炎患者应积极治疗胆囊炎、胆石症及胆道蛔虫等慢性胆道疾病。少用或不用可诱发急性胰腺炎的药物，如吲哚美辛、糖皮质激素、苯乙双胍等。

4. 日常生活指导

（1）避免暴饮、暴食，选择易消化、低脂、无刺激性的食物。如以前有相关病史，应尤为注意。

（2）积极治疗胆道疾病，如胆囊炎、胆石症及胆道狭窄等。如有吃生鱼史，应定时查大便集卵，如发现肝吸虫感染，应及时到医院进行驱虫治疗，并改变吃生鱼的不良饮食习惯。

（3）避免酗酒，因为酒精会刺激胰腺分泌，引起胰管水肿，导致梗阻，并对胰腺有直接毒性作用。

（4）胃肠道手术后或内窥镜逆行胰胆管造影后应禁食，以减轻胰腺的负担，并监测血、尿淀粉酶的变化，一旦发现异常应及时处理。

（5）平时进行适当的锻炼，增强体质，但应注意劳逸结合。

（6）避免使用某些药物，如口服避孕药、长期应用雌激素和维生素 A、利尿剂、吲哚美辛、硫唑嘌呤等，因这些药均可诱发本病。

（7）保持心情舒畅，因精神紧张或情绪激动时，可使 Oddi's括约肌功能失常，引发本病。

【参考文献】

[1] 白姣姣,王一倩,贺佩青.溃疡性结肠炎的评估及护理研究进展[J].护理学杂志,2009,24(17):94-96.

[2] 娄迺彬,魏新.溃疡性结肠炎患者的护理[J].中国实用护理杂志,2011,27(z1):19-20.

[3] 尤黎明,吴瑛.内科护理学[M].5版.北京:人民卫生出版社,2013.

[4] 杨明,王春友.《急性胰腺炎诊治指南(2014)》解读[J].浙江医学,2015,37(11):909-911.

[5] 梁澍.急性胰腺炎80例临床护理体会[J].基层医学论坛,2017,21(18):2430-2431.

[6] 汤蓓,李雯.心理护理干预对消化性溃疡病人治疗依从性、疗效及复发的影响[J].护理研究,2013,27(33):3787-3789.

[7] 尤黎明,吴瑛.内科护理学[M].5版.北京:人民卫生出版社,2013.

[8] 李盈.消化性溃疡病人的护理[J].东方食疗与保健,2017,(9):310.

第四章

血液系统疾病

第一节　急性白血病

急性白血病是造血干/祖细胞的恶性克隆性疾病，发病时骨髓中异常的原始细胞及幼稚细胞（白血病细胞）大量增殖并抑制正常造血，白血病细胞可广泛浸润肝、脾、淋巴结等器官。急性白血病分为急性髓细胞白血病和急性淋巴细胞白血病。

一、病因

（1）生物因素：主要是病毒感染和免疫功能异常。

（2）物理因素：包括X射线、γ射线等电离辐射。

（3）化学因素：长期接触苯以及含有苯的有机溶剂。

（4）遗传因素：家族性白血病约占所有白血病的0.7%；先天性痴呆样愚型者发生白血病的概率较正常儿童高15～20倍。

（5）其他血液病：某些血液病最终可能发展为白血病，如骨髓增生异常综合征、淋巴瘤、多发性骨髓瘤、阵发性睡眠性血红蛋白尿等。

二、临床表现

1. 骨髓正常造血功能受抑制的表现

（1）贫血：可表现为苍白、乏力、心悸、气促、浮肿等。

（2）发热：发热是最常见的症状，主要原因是感染，常见的为呼吸道炎症，以肺炎、咽峡炎、扁桃体炎多见。

（3）出血：出血部位可遍及全身，以皮下瘀点、瘀斑、鼻出血、牙龈出血、月经过多最常见。眼底出血可致视力障碍。颅内出血时会发生头痛、呕吐、双侧瞳孔不等大，甚至昏迷、死亡。大量白血病细胞在血管中淤滞及浸润、血小板减少、凝血异常以及感染是出血的主要原因。

2. 白血病细胞增殖、浸润的表现

（1）淋巴结肿大：多见于颌下、颈部、腋下、腹股沟等处，以急性淋巴细胞白血病最多见。

（2）肝、脾肿大：小儿肝肿大发生率高于成人，肝脏常有白细胞浸润，但无明显肝损害。

（3）骨骼和关节：常有胸骨下段局部压痛。可出现关节、骨骼疼痛，尤以儿童多见。发生骨髓坏死时，可引起骨骼剧痛。

（4）眼部：部分急性髓细胞白血病可伴粒细胞肉瘤，常累及骨膜，以眼眶部位最常见，可引起眼球突出、复视或失明。

（5）口腔和皮肤：由于白血病细胞的浸润，急性白血病，

尤其是急性粒-单核细胞白血病(M4)和急性单核细胞白血病(M5)患者可出现牙龈增生、肿胀;皮肤可出现灰蓝色斑丘疹(局部皮肤隆起、变硬,呈紫蓝色结节状)、皮下结节、多形红斑、结节性红斑等。

(6) 中枢神经系统:是白血病最常见的髓外浸润部位。轻者表现为头痛、头晕,重者表现为呕吐、颈项强直,甚至抽搐、昏迷。

(7) 睾丸:多为一侧睾丸无痛性肿大,另一侧虽无肿大,但在活检时往往也发现有白血病细胞浸润。

三、健康指导

1. 休息与活动指导

轻度贫血者可适当活动。中重度贫血或有严重出血倾向时,应绝对卧床休息。

2. 饮食指导

进食高热量、高蛋白质、高维生素、易消化的饮食,如鱼、鸡、鸭、瘦肉、新鲜水果和蔬菜等。化疗期间饮食应清淡、易消化,少食多餐,多饮水。注意饮食卫生。

3. 化学治疗(化疗)指导

(1) 诱导化疗:是开始阶段的高强度化疗,其目的是清除白血病细胞克隆而取得完全缓解。

(2) 巩固治疗:重复使用与诱导治疗时相同或相似的剂

量的化疗方案，一般在病情缓解后不久给予。

(3) 强化治疗：增加药物的剂量或选用非交叉性耐药的方案，一般在取得缓解后马上给予。

4. 心理指导

对患者进行心理指导，使患者保持平静和轻松的心情，能够正确对待疾病，消除紧张、恐惧的心理。家属应给予患者鼓励和支持，使患者树立战胜疾病的信心，并主动配合治疗和护理的相关工作。

5. 预防并发症

(1) 出血：不要用力擤鼻涕和挖鼻；宜用软毛牙刷刷牙。活动时避免受伤，进行各种穿刺检查后要局部施压5～7min；内衣应柔软、宽大、舒适，避免粗糙、紧束的衣着。修剪指(趾)甲，防止被抓伤；保持大便通畅，预防呼吸道感染，避免因便秘和剧烈咳嗽而诱发或加重出血；避免使用含阿司匹林的药品。

(2) 感染：保持病房空气流通，定时对空气和地面消毒，维持环境清洁，避免或减少亲属探视。探视者在接触患者之前要认真洗手。患者外出检查时需戴口罩防止呼吸道感染。在接受超大剂量化疗、免疫抑制剂治疗后，或在干细胞移植治疗期间，必要时可采取保护性隔离措施。

第二节　淋巴瘤

淋巴瘤起源于淋巴结和淋巴组织，其发生大多与免疫应答过程中淋巴细胞增殖分化产生的某种免疫细胞恶变有关，是免疫系统的恶性肿瘤。淋巴瘤可发生于身体的任何部位，通常以实体瘤形式生长于淋巴组织丰富的组织、器官中，其中以淋巴结、扁桃体、脾及骨髓等部位最易受累。原发部位可为淋巴结，也可为结外的淋巴组织。临床上以无痛性进行性淋巴结肿大和局部肿块为特征，同时可有相应器官受压迫或浸润的症状。按组织病理学特征，淋巴瘤可分为霍奇金淋巴瘤和非霍奇金淋巴瘤两大类。

一、病　因

淋巴瘤病因尚不明确，一般认为，可能和病毒感染（EB病毒、反转录病毒人类T细胞白血病病毒Ⅰ型、卡波西肉瘤病毒）、免疫缺陷等有关。

二、临床表现

霍奇金淋巴瘤多见于青年，儿童少见。非霍奇金淋巴瘤可见于各年龄段，随年龄的增长发病率逐渐升高，男性多于女性。

1. 淋巴结肿大

60%～80%淋巴瘤患者首发症状为无痛性、进行性的颈部或锁骨上淋巴结肿大，其次是腋下、腹股沟淋巴结肿大，以霍奇金淋巴瘤多见。肿大的淋巴结可以活动，也可互相粘连，融合成块，触诊有软骨样的感觉。少数霍奇金淋巴瘤可浸润器官、组织或因深部淋巴结肿大压迫，引起相应症状。此外，有少数患者会出现“饮酒痛”，即在饮酒后数分钟或数小时出现病变局部淋巴结的疼痛，这是霍奇金淋巴瘤特有的症状，常见于女性，且患者往往有纵隔侵犯。

2. 全身症状

（1）发热：30%～40%的霍奇金淋巴瘤患者以原因不明的持续发热为首发症状。这类患者一般年龄稍大，男性多见。可持续高热，也可间歇低热，少数周期性发热，后者见于1/6霍奇金淋巴瘤患者。非霍奇金淋巴瘤患者一般在病变较广泛时才发热，多为高热，热退时大汗淋漓。

（2）皮肤瘙痒：是霍奇金淋巴瘤的特异性表现，也是霍奇金淋巴瘤患者唯一的全身症状，多见于年轻的女性患者。

（3）其他：可有乏力、盗汗、消瘦等症状，其中以盗汗及短期内明显消瘦较为常见。

3. 组织、器官受累

非霍奇金淋巴瘤有病变远处扩散及结外侵犯的倾向。咽淋巴环病变可致吞咽困难和鼻塞、鼻出血及颌下淋巴结肿大；胸、肺受累可致咳嗽、胸闷、气促、肺不张及上腔静脉压迫综合征；胃肠道受累可出现食欲减退、腹痛、腹泻、腹部包块、肠梗阻和出血；肾损害表现为肾肿大、高血压、肾功能不全及肾病综合征；肝受累可引起肝大和肝区疼痛；骨骼损害以胸椎和腰椎最为常见，表现为骨痛、腰椎或胸椎破坏、脊髓压迫等。约20%的非霍奇金淋巴瘤会发展成急性淋巴细胞白血病。

三、健康指导

（1）耐心地给患者讲解本病的相关知识，倾听患者对患病及未来生活的看法，给予适当的解释。给患者介绍本病治疗成功的案例，鼓励患者积极配合治疗。嘱患者的亲朋好友为其建立社会支持网，给予患者支持和帮助，解除患者的紧张心理，使患者保持心情舒畅。

（2）缓解期或全部疗程结束后，患者仍应保证充足的休息和睡眠，适当参加室外锻炼，如散步、慢跑、打太极拳等活动，以提高机体免疫力，但应避免劳累。加强营养，进食高热量、高蛋白质、高维生素、清淡、易消化的饮食，避免食用刺激性食物，戒烟、戒酒。注意个人卫生，皮肤瘙痒者应避免搔抓，以防止皮肤破溃。沐浴时避免水温过高，宜选用温和的沐浴液。

（3）告知患者，近年来得益于治疗方法的改进，淋巴瘤缓解率已大大提高，坚持定期巩固强化治疗可延长患者的缓解期和生存期。患者若有身体不适，如疲乏、无力、发热、盗汗、消瘦、咳嗽、气促、腹痛、腹泻、皮肤瘙痒、口腔溃疡等，或发现新的肿块，应及早就诊。

（4）遵医嘱坚持按时、定期巩固强化治疗。

（5）定期门诊复查血常规、肝功能、肾功能等检查，动态了解白细胞、血小板计数等变化，如有异常，及时就诊。

第三节　多发性骨髓瘤

多发性骨髓瘤是恶性浆细胞病中最常见的一种类型。骨髓瘤细胞在骨髓内克隆性增殖，引起广泛溶骨性骨骼破坏、骨质疏松，血清中出现单克隆免疫球蛋白，正常的多克隆免疫球蛋白合成受抑制，患者尿中出现本周蛋白，引起不同程度的肾损害、贫血、免疫功能异常。本病多见于中老年患者，以50～60岁为多，男女之比约为3∶2。

一、病 因

病因迄今尚未完全明确，可能与病毒感染、电离辐射、接触工业或农业毒物、慢性抗原刺激及遗传因素有关。

二、临床症状

1. 骨髓瘤细胞对骨骼及其他组织、器官浸润、破坏的表现

（1）骨痛、骨骼变形和病理性骨折：骨痛是最常见的早期症状，多为腰骶部、胸廓和肢体痛。若活动或扭伤后出现剧烈疼痛，可能为病理性骨折，多发生在肋骨、锁骨、下胸椎和上腰椎。

（2）肝、脾、淋巴结和肾脏浸润：可见肝、脾轻中度重大，颈部淋巴结肿大，骨髓瘤肾。

（3）浆细胞性白血病：可发展为浆细胞性白血病，症状同其他急性白血病。

（4）神经浸润：临床以胸、腰椎的破坏、压缩及压迫脊髓所致的截瘫多见，其次为神经根损害。

（5）髓外骨髓瘤：仅在软组织出现孤立病变，如口腔和呼吸道。

2. 骨髓瘤细胞分泌大量M蛋白引起的表现

（1）继发感染：是多发性骨髓瘤首位致死原因，以细菌

性肺炎和尿路感染为常见，严重者可发生败血症而致死亡。

（2）高黏滞综合征：表现为头昏、眩晕、眼花、耳鸣、视力障碍，并可突发晕厥、意识障碍，可有手指麻木、冠状动脉供血不足、慢性心力衰竭等。

（3）贫血和出血：贫血较常见，为首发症状。出血则以鼻出血和牙龈出血多见，皮肤紫癜也可发生，严重者可见内脏及颅内出血。

（4）淀粉样变性和雷诺现象：主要表现为舌肥大、皮肤苔藓样变、心脏扩大、腹泻或便秘、肝肾功能损害及外周神经功能病变。如果M蛋白为冷球蛋白，则可引起雷诺现象。

3. 肾损害

肾损害主要表现为蛋白尿、管型尿及急、慢性肾衰竭。肾衰竭是仅次于感染的致死原因。

三、健康指导

（1）患者应保持乐观的心态，保持身心舒畅，建立良好的生活态度。

（2）患者易出现病理性骨折，应注意卧床休息，使用硬板床或硬床垫；注意劳逸结合，避免过度劳累、做剧烈活动和快速转体动作；外出活动时，应由家人陪同，以预防碰撞、跌倒致病理性骨折，影响康复进程；可以做适度的运动，以促进肢体血液循环。

（3）加强营养，进食高热量、高蛋白质、高维生素、清淡、易消化的饮食，如鱼、鸡、鸭、牛奶、新鲜水果和蔬菜等，以提高机体免疫力。每日饮水2000～3000ml。多摄取含有粗纤维的食物，保持大便通畅。

（4）骨痛时取舒适卧位，防止因姿势不当造成肌肉、韧带或关节疼痛；向患者告知止痛药物的有效剂量和使用时间，正确预防其不良反应；疼痛剧烈应及时就医。

（5）有肾损害者应避免使用损害肾功能的药物。

（6）遵医嘱坚持按时、定期巩固强化治疗。

（7）定期门诊复查血常规、肝功能、肾功能等检查，动态了解白细胞、血小板计数等变化，如有异常，及时就诊。

第四节　缺铁性贫血

缺铁性贫血是指体内可用来制造血红蛋白的贮存铁缺乏，血红蛋白合成减少而引起的一种小细胞、低色素性贫血，是最常见的一种贫血，生育年龄的妇女（特别是孕妇）和婴幼儿发病率较高。

一、病　因

（1）需铁量增加而铁摄入不足：多见于婴幼儿、青少年、妊娠和哺乳期妇女。

（2）铁吸收障碍：常见于胃大部分切除术后或胃酸分泌不足的患者，及胃肠道功能紊乱的患者。

（3）铁丢失过多：铁慢性丢失、长期铁丢失而得不到纠正者，如痔疮、胃十二指肠溃疡、胃肠道肿瘤、消化道息肉、月经量过多的患者。

二、临床症状

（1）贫血表现：常见乏力、易倦、头晕、头痛、耳鸣、心悸、气促、纳差等，伴苍白、心率增快。

（2）组织缺铁表现：精神、行为异常，如烦躁、易怒、注意力不集中、异食癖；体力、耐力下降；易感染；儿童生长发育迟缓、智力低下；口腔炎、舌炎、舌乳头萎缩、口角炎、缺铁性吞咽困难；毛发干枯、脱落；皮肤干燥、皱缩；指（趾）甲缺乏光泽、脆薄易裂，重者指（趾）甲变平，甚至凹下呈勺状。

（3）原发病表现：消化性溃疡、肿瘤或痔疮导致的黑便、血便、腹部不适；肠道寄生虫感染导致的腹痛或大便性状改变；妇女月经过多；肿瘤性疾病引起的消瘦；血管内溶血引起的血红蛋白尿等。

三、健康指导

1. 休息与活动指导

轻度的缺铁性贫血患者可适当活动，但不宜进行剧烈运动和重体力劳动；严重的缺铁性贫血患者体质差，活动无耐力，应卧床休息，家属应给予生活协助。

2. 饮食指导

进食高蛋白质、富含铁的饮食，纠正偏食的不良习惯。多进食动物肝脏、瘦肉、蛋类、鱼类，多进食富含维生素C的新鲜蔬菜和水果。

3. 皮肤指导

(1) 皮肤干皱，指(趾)甲脆薄者：注意保护皮肤，应用维生素A软膏或润肤霜涂擦，防止皮肤干裂、出血；不留长指(趾)甲，定时修剪，防止折断损伤；选用中性无刺激性的洗涤剂，不用碱性皂类。

(2) 口腔炎、舌炎疼痛者：用漱口液漱口，餐后定时进行口腔护理。有溃疡时可用1%龙胆紫涂抹创面。

4. 药物指导

按医嘱服用铁剂，告知患者服用铁剂的注意事项：①为避免胃肠道反应，铁剂应于餐后服用。②服用铁剂时忌饮茶；铁剂避免与牛奶同服，以免影响铁的吸收。③服用铁剂时可同服维生素C，以增加铁的吸收。④口服液体铁剂时，患者可使用吸管，以免牙齿被染黑。⑤在血红蛋白恢复正常后，患者仍需继续补铁3～6个月，待血清铁蛋白＞50μg/L后才可停药。

5. 心理指导

给患者讲解缺铁性贫血的相关知识，尤其是治疗原发病的重要性，告知其解除病因是治愈缺铁性贫血的重要环节。帮助患者树立战胜疾病的信心，使其配合治疗和护理的相关工作。

6. 并发症的观察

长期贫血可能导致贫血性心脏病的发生，患者出现心率加快、心前区闻及收缩期杂音、心脏扩大、心功能不全等症状，患者若出现这些症状，应及时就诊。

第五节　再生障碍性贫血

再生障碍性贫血（简称再障）是由多种原因导致造血干细胞数量减少和（或）功能障碍所引起的一类贫血，又称骨髓造血功能衰竭症。

一、病 因

发病原因不明确，可能与以下因素有关。

（1）病毒感染，特别是肝炎病毒、微小病毒B19等。

（2）化学因素，特别是氯霉素类抗生素、磺胺类药物、抗肿瘤化疗药物以及苯等。

（3）长期接触X射线、镭及放射性核素等可影响脱氧核糖核酸复制，抑制细胞有丝分裂，干扰骨髓细胞生成，造成干细胞数量减少。

二、临床表现

重型再障与非重型再障的临床表现详见表4-5-1。

表4-5-1 重型再障与非重型再障的区别

表 现	重型再障	非重型再障
起病	急	缓
出血	严重，常发生在内脏	轻，以皮肤、黏膜多见
发热和感染	严重，常发生内脏感染；高热，常合并败血症	多数无或为一般性感染，上呼吸道感染为主
体表出血	多	少
内脏出血	有，常危及生命	少见，较易控制
血红蛋白下降速度	快	慢
中性粒细胞绝对值	$<0.5\times10^9$/L	$>0.5\times10^9$/L

续　表

表　现	重型再障	非重型再障
血小板计数	＜20×10^9/L	＞20×10^9/L
网织红细胞绝对值	＜15×10^9/L	＞15×10^9/L
骨髓	多部位增生极度减弱	增生减低或活跃，常有增生灶
预后	不良，多于6～12个月内死亡	较好，经治疗多数可长期存活，少数死亡

三、健康指导

1. 休息与活动指导

若患者血小板计数＜50×10^9/L，应减少活动，增加卧床休息时间；血小板计数＜20×10^9/L者，必须绝对卧床休息。

2. 饮食指导

患者应进食高热量、高维生素、高蛋白质、易消化的饮食，避免食物过烫、过硬、刺激性强，以免引起口腔及消化道出血。

3. 发热时的护理

定时给患者测量体温，保持其皮肤清洁、干燥，及时更换汗湿的衣物、床单、被套。给予物理降温，一般不用乙醇溶液擦浴，以免引起皮肤出血。多饮水，遵医嘱使用退热药和抗生素。

4. 用药指导

避免暴露于各类射线，不过量接触有毒化学物质（如苯类化合物等）。尽量少用、不用可能损伤骨髓的药物。

5. 心理指导

给患者讲解疾病的相关知识，介绍一些治疗成功及心态良好的病友与患者交谈，帮助其正确面对疾病，树立战胜疾病的信心，并使其能积极配合治疗和护理的相关工作。

6. 预防并发症

（1）出血：使用软毛牙刷刷牙，勿剔牙，避免损伤牙龈而引起牙龈出血。勿挖鼻孔，避免鼻腔干燥出血。保持排便通畅，勿用力排便，预防颅内出血的发生。

（2）严重感染和败血症：进餐前后、睡前、晨起用生理盐水、氯已定交替漱口。保持皮肤清洁、干燥，勤沐浴、更衣。保持病房空气流通，限制陪伴和探视人员的数量，避免交叉感染。患者中性粒细胞绝对值$\leq 0.5\times10^9$/L时给予保护性隔离。

第六节　特发性血小板减少性紫癜

特发性血小板减少性紫癜，又称自身免疫性血小板减少性紫癜，是最常见的一种血小板减少性紫癜，其发病机制主要是血小板受到免疫性破坏导致外周血中血小板数量减少。临床上以自发性的皮肤、黏膜及内脏出血，血小板计数减少、生存时间缩短和抗血小板特异性自身抗体形成，骨髓巨核细胞发育、成熟障碍等为特征。临床上分为急性型和慢性型。急性型多见于儿童，慢性型多见于40岁以下女性，男女之比约为1∶4。

一、病　因

特发性血小板减少性紫癜病因尚未明确，可能与以下因素有关。

（1）感染因素：约80%的急性特发性血小板减少性紫癜患者在发病前2周左右有上呼吸道感染史；慢性特发性血小板减少性紫癜患者常因感染而使病情加重。

（2）免疫因素：多数特发性血小板减少性紫癜患者的血清中存在抗血小板抗体，使血小板遭受破坏而缩短寿命。

（3）肝、脾和骨髓因素：肝、脾和骨髓不但是抗血小板抗体产生的主要部位，也是血小板被破坏的主要场所。

（4）其他因素：女性在绝经前和青春期后易发病，可能与雌激素抑制血小板生成有关。

二、临床表现

1. 急性型

多见于儿童，病程多为自限性，常在数周内恢复，少数病程超过半年可转为慢性。

（1）起病形式：80%以上患者在发病前1～2周有上呼吸道感染史，起病急，常有畏寒发热。

（2）出血表现：全身皮肤出现瘀点、瘀斑，鼻腔、牙龈及口腔黏膜出血。内脏出血者可表现为呕血、咯血、血尿、便血及阴道出血。严重者可发生颅内出血，颅内出血是本病的主要致死原因。

（3）并发症：出血量大者，可并发失血性贫血、低血压或失血性休克。

2. 慢性型

慢性型特发性血小板减少性紫癜常见于40岁以下的成年女性。病情常反复发作，可持续数周、数月甚至数年，少有自行缓解。

（1）起病形式：隐匿或缓慢。

（2）出血表现：症状较轻且局限。主要表现为反复发生的皮肤、黏膜出血点、瘀斑或鼻出血、牙龈出血等。较少出现内脏出血。女性月经量增多较常见。

（3）并发症：长期慢性出血，如月经量增多，可出现失血性贫血。

三、健康指导

（1）向患者及家属讲解疾病的成因、主要表现及治疗方法，使患者能主动配合治疗和护理的相关工作。嘱患者避免人为损伤而诱发或加重出血，不应服用可能引起血小板减少或抑制血小板功能的药物，如阿司匹林。保证充足的睡眠，保持情绪稳定，保持大便通畅，有效控制高血压，必要时辅以药物治疗，如镇静剂、安眠剂或缓泻剂等可避免颅内出血。

（2）对于服用糖皮质激素的患者，应告知其必须遵医嘱按时、按剂量、按疗程服药，不可自行减量或停药，以免病情加重。为减轻药物不良反应，可于饭后服药，必要时加用胃黏膜保护剂或制酸剂；注意预防各种感染。

（3）定期复查血象，了解血小板数目的变化，以判断疗效和指导治疗方案的调整。

（4）教患者了解皮肤、黏膜出血的征象，使其能够自我监测皮肤、黏膜的出血情况，如瘀点、瘀斑、牙龈出血、鼻出血等；并观察有无内脏出血的表现，如月经量明显增多、呕血或便血、咯血、血尿、头痛、视力改变等。一旦发现皮肤、黏膜出血加重或有内脏出血的表现，应及时就医。

第七节　血友病

血友病是一组因遗传性凝血因子缺乏而引起的出血性疾病，分为血友病A（凝血因子FⅧ缺乏）和血友病B（凝血因子FⅨ缺乏）及遗传性FⅪ缺乏症。血友病发病率为5/10万～10/10万，婴儿发病率约为1/5000。血友病A最为常见，其共同特点为幼年起病，自发性或轻微创伤后出血不止、血肿形成、关节腔出血，以及因凝血活酶生成障碍而出现凝血时间延长等实验室检查的异常。

一、病　因

（1）血友病A和B为典型的性染色体（X染色体）连锁隐性遗传，女性遗传，男性发病。患病男性与正常女性婚配，子女中男性均正常，女性为携带者。正常男性与女性携带者婚配，子女中男性半数为患者。

（2）遗传性FⅪ缺乏症为常染色体隐性遗传，男女均可遗传，子女均可发病，是一种罕见的血友病。

二、临床表现

血友病的临床表现取决于其类型及相关凝血因子缺乏的严重程度,主要表现为出血和局部血肿形成。

(1) 出血:是血友病最主要的临床表现,其中以血友病A最为严重。通常表现为幼年起病的自发性出血或轻微损伤(碰伤、针刺或扭伤)、小手术(如拔牙)后出现局部渗血。出血部位以皮下组织和肌肉出血最常见,关节腔出血次之,内脏出血少见,颅内出血是致死的主要原因。肌肉及关节腔内出血是其主要特征。

(2) 血肿压迫的表现:周围神经受压,可出现局部肿痛、麻木及肌肉萎缩;血管受压,可造成相应部位组织的瘀血、水肿、缺血或坏死;颈部、咽喉部软组织出血及血肿形成,可造成呼吸困难,甚至窒息。

三、健康指导

1. 遗传咨询

重视遗传咨询、婚前检查及产前诊断;有家族史的患者婚前应常规进行血友病的遗传咨询;血友病患者和女性携带者不宜婚配,否则应避免生育,以减少本病的遗传。

2. 预防出血指导

(1) 尽量避免出血的诱发因素:如过度劳累或跌、摔、扭伤;手术、拔牙、注射、针刺等;饮食不当,如大量饮酒或食用有骨刺、粗糙、坚硬和有刺激性的食物;感冒、鼻塞等,以免引起鼻腔出血。

(2)养成和保持良好的卫生习惯:居住环境保持整齐、清洁,室内温度最好保持在15～25℃,湿度50%～60%;衣着宽松舒适,防止因过冷或过热而感冒;保持皮肤清洁,勤洗头、洗澡、更衣,每日定时泡脚,修剪指(趾)甲,但要注意勿损伤;注意口腔卫生,养成三餐后刷牙的习惯,掌握正确的刷牙方法,预防龋齿和牙周病;如已有口腔内出血、破溃或感染,则以清洁漱口为主。

(3)避免过度疲劳和外伤:生活起居规律,按时作息,保证充足的睡眠,以免过度疲劳而诱发出血。对于血友病儿童的活动应有约束,不宜进行爬高、蹦跳、踢球、长跑等剧烈运动。

3. 疾病知识教育

向患者及其家属介绍本病的病因、遗传特点、主要表现及诊断、治疗方法;告知其血友病是遗传性疾病,需要终身治疗,平时应预防出血的发生;帮助患者及其家属正确面对疾病,树立治疗的信心。

4. 生活指导

平衡膳食,荤素搭配,控制体重,避免肥胖。避免食用刺激性的食物和坚果类食物,以免损伤口腔黏膜。酒精可致小血管扩张、充血,诱发胃肠道出血,故血友病患者不宜饮酒。

5. 预防出血的指导

告知患者出血的常见症状、体征及自我监测方法。患者如碰撞后出现关节腔出血表现，或外伤后伤口有渗血，常规处理后效果不好或出血严重的，应及时就医。

【参考文献】

[1] 葛均波，徐永健. 内科学[M]. 北京：人民卫生出版社，2013.

[2] 赵凤军，胡晓铃，田瑞芳.血液科临床护理[M]. 北京：军事医学科学出版社，2013.

[3] 丁淑贞，郝春燕. 血液科临床护理[M]. 北京：中国协和医科大学出版社，2016.

[4] 尤黎明，吴瑛. 内科护理学[M]. 5版. 北京：人民卫生出版社，2012.

第五章

泌尿系统疾病

第一节　肾小球肾炎

肾小球肾炎是由于机体免疫反应异常导致双侧肾脏出现弥漫性炎症损害，临床主要表现为蛋白尿、血尿、水肿、高血压、肾功能损害和全身症状等。急性肾小球肾炎大部分可以治愈，慢性肾小球肾炎起病即为慢性。

一、病　因

（1）细菌：溶血性链球菌致肾炎菌株最为多见，其可引起呼吸道感染、皮肤感染。

（2）病毒：各型肝炎病毒、麻疹、水痘和肠道病毒感染后可引起肾炎。

（3）寄生虫：恶性疟疾、血吸虫等。

（4）螺旋体：立克次体感染等。

二、临床表现

大多数肾小球肾炎隐匿起病，病程迁延，病情多缓慢进展。肾小球肾炎病理类型不同，临床表现也不一致，多数病例以蛋白尿和(或)水肿为首发症状，轻重不一。轻者仅面部及下肢微肿，重者可出现肾病综合征。蛋白尿多为(＋)～(＋＋＋)，亦可表现为无症状蛋白尿和(或)血尿；或仅出现多尿及夜尿。有的病例则以高血压为首发症状或在整个病程无明显体力减退，直至出现严重贫血或尿毒症。

三、健康指导

1. 饮食指导

(1) 凡伴有水肿或高血压者，应限制食盐的摄入，每天摄入1～3g。

(2) 水肿明显和尿量减少者，应适当限制水分摄入。

(3) 肾功能减退者，应限制蛋白质的摄入，以每日摄入20～30g为宜。

(4) 宜进食富含维生素B和维生素C的食物，如新鲜蔬菜、水果等。

2. 休息与活动

急性期患者应卧床休息，直至水肿消退，尿量增多，肉眼血尿或镜下血尿明显消失，血压恢复正常后方可起床，之后逐步增加活动。

3. 用药指导

(1) 使用降压药物时，患者起床时应先在床边坐几分钟，然后缓慢站起，以防止发生眩晕或体位性低血压。

(2) 尿量减少的患者服用利尿剂后尿量会增多，要注意观察患者的电解质水平，以防发生低血钾。

（3）坚持药物和饮食治疗。如患者长期服用免疫抑制剂，应注意防止感染，并定期复查有无发生不良作用。

（4）避免引起肾损害的因素，避免服用含非那西丁类的解热镇痛药，及其他对肾功能有损害的药物，如卡那霉素、庆大霉素等。

4. 生活指导

（1）保持愉快的心情、合理的生活起居及充足的休息和睡眠，适当进行体能锻炼，避免剧烈运动。

（2）注意个人卫生，保持皮肤清洁，防止皮肤感染；有扁桃体炎、中耳炎、鼻窦炎、龋齿时应及时诊治，因这些感染都是本病复发或活动的诱因。

（3）感染、劳累、妊娠、高血压等均易导致肾功能急剧恶化，故应积极防治上呼吸道、皮肤及泌尿道的感染，避免劳累，育龄期女性做好安全避孕措施，控制血压等。

（4）定期复查。如出现水肿、小便异常、体重迅速增加等，应及时就诊。

第二节　肾盂肾炎

肾盂肾炎是由细菌引起的肾盂、肾盏和肾实质的感染性炎症。本病好发于女性，女性与男性发病比例约为10∶1，尤以婚育年龄女性、女幼婴和老年妇女患病率高。本病多累及一侧肾脏，有时也可累及双侧肾脏。

一、病　因

（1）致病菌：肾盂肾炎最常见的致病菌是革兰氏阴性杆菌，尤以大肠杆菌最为常见，占60%～90%；约5%～10%的肾盂肾炎是由革兰氏阳性球菌引起，多见于伴有尿路结石的肾盂肾炎；金黄色葡萄球菌常见于败血症所致的血源性肾盂肾炎；留置导尿或曾行尿路器械检查的患者常有绿脓杆菌感染。

（2）毒力因子：在肾盂肾炎的发病机制中，细菌的毒力因子起着重要的作用。

二、临床表现

1. 急性肾盂肾炎

（1）泌尿系统症状：常有尿频、尿急、尿痛等尿路刺激征状，可伴有腰痛、肾区压痛或叩击痛、上腹部压痛等。

（2）全身感染症状：多为急性起病，寒战、高热（体温可达39℃以上），头痛、恶心、呕吐、食欲不振，甚至腹痛、腹泻，如高热持续不退，往往提示并存有尿路梗阻、肾脓肿或败血症等。

（3）尿液变化：尿液外观混浊，可见脓尿或血尿。

2. 慢性肾盂肾炎

（1）尿路感染症状：多数患者有反复发作的尿路刺激症状，部分患者为间歇性无症状性细菌尿，有尿频、排尿不适等下尿路症状及轻微的腰腹部不适。

（2）慢性间质性肾炎症状：表现为多尿、夜尿等肾小管浓缩功能减退的症状，重症患者容易出现脱水。

三、健康指导

1. 饮食指导

（1）患者发热时，根据其全身状况给予流质或半流质饮食。无明显症状时，可予普通饮食。

（2）指导患者多饮水，一日饮水可达2500ml，保证每日尿量不少于2000ml。

2. 休息与活动

伴有发热、显著的尿路刺激症状或有血尿的肾盂肾炎患者应卧床休息，一般休息7～10d。在症状明显减轻后可起床活动,症状完全消失后可恢复工作。

3. 用药指导

在使用抗菌药物之前,最好做清洁中段尿细菌培养和尿常规检查,以尽早确定细菌种类,并选择有针对性的抗菌药物。选择抗菌药物时应兼顾以下因素:

(1) 抗菌效果好,对致病菌敏感,不易产生耐药性;

(2) 药物在肾组织、尿液和血液中都有较高的浓度;

(3) 不良反应小,对肾脏无毒性;

(4) 重症患者宜联合用药;

(5) 要有足够的疗程,一般不少于14d。

4. 生活指导

(1) 加强锻炼,增强抵抗力,预防感染。

(2) 纠正不良生活习惯,避免受凉、酗酒、吸烟等诱发因素。

(3) 注意局部卫生,保持会阴部清洁;勤换内裤;女性注意经期卫生。

(4) 平时注意多饮水,保持良好的排尿习惯,尽量避免憋尿。

(5) 尽量减少创伤性治疗,如插管、导尿、膀胱穿刺等,以减少泌尿道感染的可能。

第三节　肾病综合征

肾病综合征是指各种肾脏疾病引起的以大量蛋白尿(尿蛋白＞3.5g/24h)、低蛋白血症(血清白蛋白＜30g/L)、高度浮肿、高脂血症为临床表现的一组综合征,其不是一个独立的疾病,而是多种肾脏疾病的共同表现。

一、病　因

(1) 外源性或内源性因素激活机体免疫过程,引起肾小球损害。

(2) 先天性或遗传性因素引起机体蛋白质、脂质、碳水化合物代谢异常,及对外源性有害物质的异常免疫反应等。

(3) 血流动力学因素破坏了肾小球毛细血管循环完整性。临床上分为原发性和继发性两种。①原发性:如急性肾炎、慢性肾炎、急进性肾炎、肾小球肾病。②继发性:常见于系统性红斑狼疮、糖尿病、过敏性紫癜、乙肝相关性肾炎等。

二、临床表现

(1) 水肿:为最常见症状,呈凹陷性水肿(见图5-3-1),

患者水肿出现前和水肿时尿量减少。

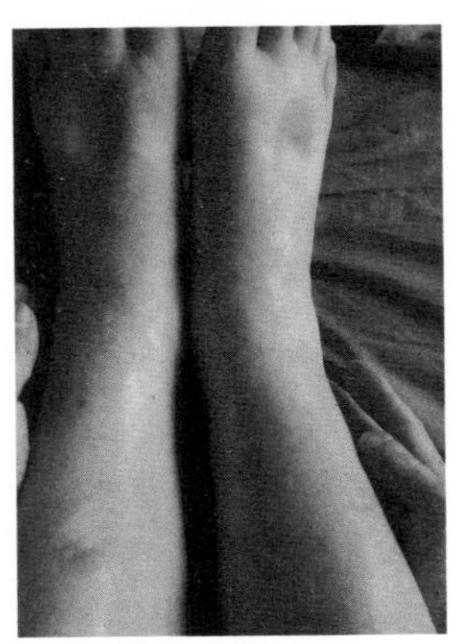

图5-3-1　凹陷性水肿

（2）高血压和低血压：成人肾病综合征患者约20%～40%有高血压。部分患者存在血容量不足（低蛋白血症、利尿治疗等），可产生低血压。

（3）营养不良：患者有毛发稀疏、干脆及枯黄，皮肤苍白，消瘦等。

（4）并发症：①继发性感染；②高凝状态；③肾功能不全；④冠心病。

三、健康指导

1. 饮食指导

（1）水肿时应采取低盐饮食，食盐摄入量以每天1～3g为宜。

（2）优质蛋白质饮食，如鸡蛋、牛奶、鱼、瘦肉等。蛋白质的摄入量以每天每千克体重1克为宜。

（3）低脂饮食，以少于每天40g脂肪为宜。少食动物油脂，多食植物油。

（4）高热量饮食，热量以每天每公斤体重30～35kcal为宜。

（5）高度水肿伴尿少时，严格限制水的摄入量，以前一天尿量加500ml为当日饮水量。

2. 休息与活动

水肿、低白蛋白血症者需卧床休息。患者应将下肢抬高，可在床上做关节活动，以防止关节僵硬、挛缩或静脉血栓形成。病情好转后可起床活动，进行适当锻炼，如散步、晨练等。

3. 用药指导

（1）糖皮质激素的副作用：满月脸、水牛背、水钠潴留、高血压、血糖升高、尿排钾多、肌无力、消化性溃疡、精神兴奋、烦躁失眠、免疫力下降而易发感染、骨质疏松等。服药时应注意：①饭后服用，同时服用保护胃黏膜的药物，如铝碳酸镁片、奥美拉唑、埃索美拉唑、雷尼替丁等。②按时、按量服用，不擅自更改剂量或者突然停药。③注意口腔、皮肤清洁及饮食卫生，注意保暖，预防感染。

（2）细胞毒类药物（环磷酰胺、长春新碱）的副作用：骨髓抑制，引起白细胞、血小板数量下降；恶心、呕吐、食欲下降；脱发；出血性膀胱炎等。患者用药时应多饮水，以促进药物代谢产物尽快排出；用药期间应观察患者尿液颜色，以及早发现出血性膀胱炎；输液时避免药液外渗。

（3）环孢素的副作用：肝脏和肾脏毒性、高血压、高尿酸血症、多毛及牙龈增生等，用药过程中应定期检测肝、肾功能。

4. 生活指导

（1）保持居室空气新鲜，不到人群密集的场所。

（2）保持皮肤清洁，预防皮肤损伤，预防感染，有感染及时诊治。

（3）患者情绪低落时，医护人员和患者家属应对其表示理解，帮助他们重建信心。患者应注意劳逸结合，合理锻炼身体，以增强机体免疫力。

第四节　急性肾功能衰竭

急性肾功能衰竭是指各种病因导致的肾功能急剧、进行性减退而出现的一组临床综合征。如果及时诊治，祛除病因，多数患者肾功能可恢复正常。

一、病　因

（1）有效循环血量减少，肾脏灌注量减少所致的肾缺血。

（2）急性肾小管坏死、急性肾间质病变，肾小球和肾血管疾患。

（3）急性尿路梗阻。

二、临床表现

（1）胃肠道表现为食欲减退、恶心、呕吐、腹胀、腹泻等，更甚者可发生消化道出血。

（2）可有出血倾向和轻度贫血现象。

（3）患者出现意识障碍、躁动、抽搐、昏迷等尿毒症脑病症状。

（4）除感染的并发症外，还可出现呼吸困难、咳嗽、胸闷、胸痛等。

（5）水、电解质、酸碱失衡可导致高血压、肺水肿、心力衰竭、心律失常、心肌病变等。

三、健康指导

1. 饮食指导

（1）急性期需严格限制蛋白质的摄入量，每日蛋白质摄入量控制在20～30g，60％以上为高生物效价优质蛋白质，如牛奶、鱼、瘦肉、鸡蛋等。尽量少食花生、蚕豆、绿豆、赤豆等植物蛋白。

（2）食盐摄入量为每日2～3g。

（3）控制入液量，入液量＝前一天出液量＋基础补液量。

（4）宜进食优质低蛋白、低盐、高热量、易消化饮食，少量多餐。

2. 休息与活动

（1）少尿、无尿期应绝对卧床休息。

（2）在多尿期，威胁生命的并发症依然存在，因此患者仍需注意卧床休息。

（3）在恢复期，患者可进行一般休息，并适当进行体能锻炼。

3. 用药指导

（1）发生感染时，根据细菌培养和药敏试验结果选用敏感且无肾毒性的抗菌药物进行治疗。

（2）在进行透析治疗前，对高血钾症进行药物治疗。

（3）对于急性肾衰患者，临床常给予较大剂量的呋塞米静脉注射，用药后患者可产生耳鸣、面红、一过性听力降低等副作用，但这些副作用停药后多可消失。

（4）避免使用和接触对肾脏有害的药物或毒物，若属意外服用或接触，应及时停止，并进行治疗。

4. 生活指导

（1）急性肾衰竭患者的肾功能可能在2～3周左右恢复，少数病例需要长达3个月才能恢复。肾小球滤过功能在3～12个月恢复正常，故患者需耐心等待与治疗。

（2）注意休息，避免过度劳累。防止受凉或感冒。

（3）合理饮食、坚持服药，定期门诊复查。

第五节　慢性肾功能衰竭

慢性肾功能衰竭是发生于各种慢性肾脏疾病终末期的一种临床综合征，主要表现为代谢产物的潴留、水和电解质紊乱、酸碱平衡失调及全身各系统症状。

一、病　因

（1）肾脏本身的疾病，如慢性肾小球肾炎、慢性肾盂肾炎及肾结核等。

（2）继发于全身疾病（如系统性红斑狼疮、糖尿病、高血压、痛风等）的肾脏病变。

（3）慢性尿路梗阻，如输尿管结石、尿道狭窄、前列腺肥大等。

（4）遗传性疾病，如遗传性肾炎等。

二、临床表现

（1）胃肠道表现是最早出现的症状，初期以厌食、腹部不适为主，以后出现恶心、呕吐、腹泻、口腔黏膜出血，甚至有消化道大出血。

（2）血液系统主要表现为贫血，贫血程度与肾功能下降程度密切相关。血液系统的另一个表现是出血倾向，患者常有皮肤瘀斑（见图5-5-1）、鼻出血、月经过多、外伤后严重出血、消化道出血等。

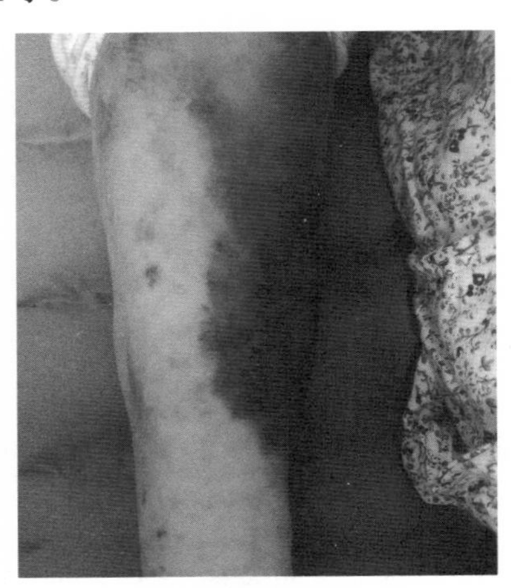

图5-5-1　皮肤瘀斑

（3）疲乏、失眠、注意力不集中是肾衰竭的早期症状。

（4）皮肤瘙痒是常见症状，有时令患者难以忍受；尿毒症面容，面部肤色较深且萎黄，有轻度浮肿感。

（5）水、电解质、酸碱平衡失调可导致水肿、高血压、心律失常及心力衰竭等。

三、健康指导

1. 饮食指导

（1）透析前应予低蛋白饮食，蛋白质摄入量每日限制在30g左右（每天每千克体重0.6g），且要求60%以上的蛋白质必须是富含氨基酸的优质蛋白，如鸡蛋、瘦肉、牛奶等。透析后应适当增加蛋白质的摄入量（每天每千克体重1.0～1.2g）。尽量少食花生、蚕豆、绿豆、赤豆等植物蛋白。

（2）进食高热量、高维生素的食物。

（3）有少尿、水肿、高血压和心力衰竭的患者，应限制水和盐的摄入。

2. 休息与活动

（1）注意休息，避免劳累。

（2）有严重贫血、出血倾向、心力衰竭及骨质疏松时，要注意卧床休息，以减轻肾脏负担。

（3）保证充足的睡眠。在缓解期可适当活动，但应避免活动量过大，谨防骨折；因有凝血异常，要防止碰伤、跌伤。

3. 用药指导

（1）肠道透析药（如生大黄、肾衰宁、包醛氧化淀粉等）

不经胃肠道吸收，可长期使用。但这些药物可引起腹泻、呕吐等胃肠道反应，若患者出现腹泻、呕吐，一般不需停药。

（2）常用降压药有硝苯地平、贝那普利、缬沙坦、非洛地平、特拉唑嗪、替米沙坦等。在使用降压药的过程中，患者需注意从卧位起床时，应先在床边坐几分钟，然后缓慢站起，以防止发生体位性低血压和晕厥。

（3）常用的纠正贫血的药物有重组人促红细胞生成素、叶酸、琥珀酸亚铁等。琥珀酸亚铁应饭后服用，服药期间忌饮茶。服用琥珀酸亚铁后患者可能出现黑便，这与琥珀酸亚铁中的铁剂有关，不必紧张。

（4）避免使用对肾功能有损害的药物；按医嘱服药；定期检查尿液，出现异常立即就医。

4. 生活指导

（1）慢性肾功能衰竭患者因免疫功能低下、贫血、营养不良等原因，易发生感染，患者要加强锻炼，提高机体抵抗力，并注意环境和个人卫生，保持室内清洁和通风良好，避免去人多处，避免受寒感冒。

（2）预防血压的急骤变化，防止高血压脑病和急性肺水肿等。

（3）预防心脏受损，经常检查心率、呼吸情况，如发现异常，应及时处理。

（4）育龄期妇女注意避孕。

【参考文献】

［1］ 梅长林，蒋炜，赵伟. 中国连锁血液透析中心临床实践指南［M］. 北京：人民卫生出版社，2016.

［2］ 陈香梅. 血液净化标准操作规程［M］. 北京：人民军医出版社，2010.

［3］ 崔岩. 实用血液净化护理手册［M］. 北京：人民军医出版社，2012.

［4］ 王春英，房君，陈瑜，等. 实用重症护理技术操作规范与图解［M］. 杭州：浙江大学出版社，2017.

［5］ 王春英，徐军，房君，等. 实用护理技术操作规范与图解［M］. 杭州：浙江大学出版社，2015.

［6］ 陈香梅. 实用腹膜透析操作教程［M］. 北京：人民军医出版社，2013.

［7］ 陈香梅. 腹膜透析标准操作规程［M］. 北京：人民军医出版社，2010.

［8］ 袁伟杰，刘军. 现代腹膜透析治疗学［M］. 北京：人民卫生出版社，2011.

［9］ 刘伏友，彭佑铭. 腹膜透析［M］. 2 版. 北京：人民卫生出版社，2011.

第六章

神经系统疾病

第一节　脑卒中

脑卒中又称脑血管意外，俗称“中风”，是指由于脑部血液循环障碍所导致的神经功能缺损综合征，一般急性起病，症状持续时间在24h以上，包括缺血性卒中（脑梗死）和出血性卒中（脑出血，包括蛛网膜下腔出血）。

一、病　因

（1）脑梗死的发生主要因为动脉粥样硬化斑块造成通往脑部的血管阻塞，或者局部血栓形成，从而导致部分脑组织缺血。

（2）脑出血的原因很多，约80%是高血压和动脉硬化、小血管病变，其次是颅内动脉瘤和脑血管畸形、瘤卒中等。

二、临床表现

（1）脑梗死：动脉粥样硬化性脑梗死多见于中老年人，患者可伴有高血压、高血脂、冠心病、糖尿病或吸烟史；动脉炎性脑梗死以中青年人多见。脑梗死多在安静或睡眠状态下发病，脑梗死的临床表现取决于梗死灶的大小和部位，主要为局灶性神经功能缺损的症状和体征，如偏瘫、偏身感觉障碍、失语、共济失调等。患者一般意识清楚，当发生基底动脉血栓或大面积脑梗死时，可出现意识障碍，甚至危及生命。

（2）脑出血：多见于50岁以上患者，男性稍多于女性，寒冷季节易发病，患者常有高血压病史。常在白天活动中发病，用力过猛、气候变化、饮酒、情绪激动、过度劳累等为诱发因素，发病后病情常于数分钟至数小时内达到高峰，出血前多无先兆表现。临床表现的轻重主要取决于出血部位和出血量，可表现为剧烈头痛、呕吐、意识障碍等全脑症状及偏侧肢体无力、瘫痪、口角歪斜、失语、视野障碍等局灶性神经功能缺损。

三、健康教育

脑卒中是脑血管常见病、急性病，致死率、致残率相当高。由于神经细胞不可再生的特点，一旦出现脑卒中，神经功能的恢复只能靠剩余神经细胞的功能代偿实现，基本不可能恢复到正常状态。但是脑卒中在一定程度上还是可以预防的，如果早期注意控制危险因素，可以减少或延缓脑卒中的发病。因此，如何做好脑卒中的预防工作就显得尤为重要。

1. 危险因素的干预

脑卒中的危险因素分为可干预危险因素和不可干预危险因素两大类。不可干预危险因素包括年龄、性别、遗传因素和种族；可干预的危险因素包括高血压、心脏病、糖尿病、吸烟、酗酒、血脂异常、颈动脉狭窄等，通过控制这些危险因素，可降低脑卒中的发生风险。

（1）高血压：是脑卒中最重要的可干预的危险因素。高血压患者应主动关心自己的血压，遵医嘱按时服用降压药物。对于早期或轻度高血压患者，首先采取的措施是改变生活方式（包括限制食盐的摄入量、减少膳食中脂肪的含量、减轻体重、适当体育运动、减少饮酒量等），3个月效果仍不佳者应加用抗高血压药物治疗；对于中度以上高血压患者，除了改变不良生活方式外，还应坚持长期药物治疗。普通高血压患者应将血压控制在140/90mmHg以下，对于高血压合并糖尿病或肾病的患者，如能耐受，降压目标可以更低些。

（2）吸烟：会加速血管硬化、升高血浆纤维蛋白原水平、促使血小板聚集、降低高密度脂蛋白水平等。因此，吸烟者应戒烟，不吸烟者也应尽量避免被动吸烟。

（3）糖尿病：是缺血性脑卒中的独立危险因素。糖尿病患者应改变生活方式，首先应该控制饮食、加强体育活动。理想的血糖控制为糖化血红蛋白、空腹血糖、餐后血糖及血糖波动均控制良好，一般目标为糖化血红蛋白＜7%。2～3个月血糖控制仍不满意者，应选用口服降糖药或使用胰岛素治疗。糖尿病患者应更积极治疗高血压、控制体重和降低胆固醇水平。

（4）心脏疾病：各种类型的心脏疾病都与脑卒中密切相关。在调整其他血管危险因素后，单独心房颤动可以使卒中的发生风险增加3～4倍。建议定期体检，以及早发现心脏疾病；确诊为心脏疾病的患者，应到心内科进行治疗；使用华法林抗凝治疗者，必须监测国际标准化比值，将其控制在2.0～3.0；对年龄＞75岁者，国际标准化比值应控制在1.6～2.5。

（5）血脂异常：与缺血性卒中发生率之间存在明显的相关性。总胆固醇每增加1mmol/L，缺血性卒中发生的相对风险就增加25%；高密度脂蛋白每增加1mmol/L，缺血性卒中发生的相对风险就降低47%。血脂调控首先应进行治疗性生活方式改变，改变生活方式无效者再采用药物治疗。血脂异常者必须控制高胆固醇和高糖食物的摄入，多吃蔬菜和水果，不宜偏食、不宜过量饮食，积极参加体育活动，定期复查血脂。但已发生心血管事件或属于高危的高血压患者、糖尿病患者，不论其基线低密度脂蛋白胆固醇水平怎样，均提倡采用他汀类药物治疗，将低密度脂蛋白胆固醇降至2.07mmol/L以下。患者需遵医嘱准确服用调节血脂的药物，不能因为担心服药可能出现不良反应而擅自停服或漏服。

（6）颈动脉狭窄：无症状性颈动脉狭窄是明确的卒中独立危险因素，对其可以进行药物干预。对于有症状的颈动脉狭窄＞70%的卒中高危患者，建议在药物治疗的同时到有条件的医院行颈动脉内膜切除术或颈动脉支架植入术。

（7）其他：①饮食。每日饮食种类应多样化，包括水果、蔬菜、低脂奶制品以及总脂肪和饱和脂肪酸含量较低的均衡食谱。建议降低钠盐摄入量，并增加钾盐摄入量，推荐的食盐摄入量为≤6g/d。对于不饮酒者，不提倡用少量饮酒的方法预防心血管疾病；饮酒者应饮酒适度，不酗酒，男性的酒精摄入量不应超过25g/d（酒精摄入量＝饮酒量×酒的浓度×0.8），女性则减半。采用适合自己的体力活动来预防卒中的发生风险。②运动。一般来说，成年人每周至少有5d，每天30～45min的体力活动，如快走、慢跑、骑自行车或其他有氧运动。但是老年人和高血压患者运动前应该先进行心脏应激检查，制订个体化运动方案。③体检。定期体检是非常必要的保健措施，也是预防或早期发现疾病的关键。一般可以每年检查一次，以了解自己的血管状态、心脏功能有无异常，特别是了解有无房颤或心肌缺血性改变。同时也应监测血压、血糖和血脂水平等指标，如有异常，应立即寻求医生的帮助。

2. 康复指导

一般来说，如果脑卒中患者的生命体征平稳，病情不再进展，宜尽早进行康复治疗。患者卒中发病一年内有条件者应持续进行康复治疗，并适当增加每次康复治疗的时间和强度。最重要的是，给予患者鼓励和支持，帮助其建立恢复健康的信心。

康复锻炼的原则包含早期康复、主动性康复、适应性康复、强化康复、全面康复和个体化康复。康复需在专业人员的指导下进行，使患者受损伤的神经功能逐渐恢复，包括吞咽训练、语言训练、肌肉训练、行走训练、平衡功能的训练等。

3. 脑卒中的家庭急救

（1）突发脑卒中时，初步急救非常重要，处理得是否及时、得当，将影响患者的预后。无论哪种卒中，患者发病时都很急，而且患者往往会有一些共同的症状，因此患者一旦出现下列症状，疑为脑卒中者，应立即拨打120急救电话。①一侧面部或上、下肢突然感到麻木、无力，手上持物掉落，口角歪斜、流口水。②突然说话不清，或听不懂别人讲话。③突然视物旋转，站立不能。④一过性视力障碍、眼前发黑，视物模糊。⑤突然性对近事遗忘。⑥出现难以忍受的头痛，症状逐渐加重或呈持续性，伴有恶心、呕吐。

（2）家庭应急指导。①初步判断为脑卒中后，应让患者仰卧，头肩部稍垫高，头偏向一侧，防止痰液或呕吐物反吸入气管造成窒息。如果患者口鼻中有呕吐物阻塞，应设法取出，使患者呼吸道保持通畅。②解开患者领口纽扣、领带、胸罩、裤带，如有假牙也应取出。③如果患者是清醒的，施救者宜保持镇静，切勿慌张，不要悲哭，注意安慰患者，缓解其紧张情绪。④注意给患者保暖，防止其受凉。⑤密切观察患者病情变化，经常呼唤患者，以了解其意识情况。对躁动不安的患者，要加强保护，防止其受到意外伤害。⑥有条件者呼叫救护车来运送患者；若自行运送，在搬运患者时正确的方法是：一人托住患者的头部和肩部；另外一人托起患者腰腿部，两人同时用力平抬患者，将其移至硬木板或担架上。不要在搬运时把患者扶直坐起，勿抱、拖、背、扛患者。⑦在没有确诊前给患者随意用药可能会加重其病情，因此切勿盲目给患者服药。⑧尽量快速将患者送达医院，最好在发病3h以内。

预计我国脑血管病发病率还会继续上升，脑血管病造成的危害也将日趋严重。脑卒中是急症，脑卒中的早期症状往往没有受到患者或家属的重视，患者发病后是否被及时送达医院，获得早期治疗，是能否取得最好救治效果的关键。

第二节　癫　痫

癫痫是多种原因导致的脑部神经元高度同步化异常放电所致的临床综合征，临床表现具有发作性、短暂性、重复性和刻板性的特点。

一、病　因

引起癫痫的病因非常复杂，根据病因，可将其分为以下三类。

（1）症状性癫痫：由各种明确的中枢神经系统结构损伤或功能异常所致，如脑外伤、脑血管病、肿瘤等。

（2）特发性癫痫：病因不明，未发现脑部有足以引起癫痫发作的结构性损伤或功能异常，可能与遗传因素密切相关，常在某一特定年龄段起病，如家族性颞叶癫痫。

（3）隐源性癫痫：临床表现提示为症状性癫痫，但现有的检查手段不能发现明确的病因。约占全部癫痫的60%～70%。

二、临床表现

痫性发作是癫痫的特征性临床表现，由于异常放电神经元位置的不同及波及范围的差异，癫痫的发作形式不一，但都具有如下共同特征。

（1）发作性：症状突然发生，持续一段时间后迅速恢复，间歇期正常。

（2）短暂性：发作持续时间比较短，通常为数秒到数分钟不等，除癫痫持续状态外，很少超过半小时。

（3）重复性：第一次发作后，经过不同间隔时间会有第二次或更多次的发作。

（4）刻板性：每次发作的临床表现几乎一致。

三、健康教育

1. 治疗原则

目前癫痫的治疗仍以药物治疗为主，药物治疗的目标是控制发作或最大限度减少发作次数，长期治疗无明显的不良反应，且维持患者身心的基本健康状态，使其能够适应社会生活。

（1）确定是否需要用药：如果是首次发作或间隔半年以上发作一次者，患者及其家属可在医生的指导下根据意愿酌情选择用或者不用抗癫痫药物；半年内发作两次以上者，一旦明确诊断，就应该使用抗癫痫药物。

（2）如何正确选择药物：多数患者通过服用一种抗癫痫药物即可控制癫痫发作，但是药物的选择非常重要，必须在神经内科医生的指导下按照癫痫发作的类型选择药物及剂量、服用方法。

（3）药物的使用原则：大约有70%～80%的癫痫患者可以通过单药治疗控制发作，故尽可能给予单药治疗，并从小剂量开始，缓慢增加至最低有效剂量（即能最大程度控制癫痫发作而无不良反应或不良反应很轻），当单药治疗后仍不能控制发作时，可考虑联合用药。

2. 安全指导

（1）抗癫痫药物的使用必须严格执行专科医生的医嘱，不宜自行增减药物或剂量，更不能随意停药。要求首次服药后5～7d测血药浓度，以后每3个月至半年复查一次；每个月测血常规，每季度测肝、肾功能，以动态了解抗癫痫药物的血药浓度和药物的不良反应。多数抗癫痫药物为碱性，饭后服药可减轻胃肠道反应。较大剂量时，可于睡前服用，以减少白天服药时因镇静作用而导致跌倒等意外事件的发生。

（2）当患者癫痫发作频繁或症状控制不理想，或服药期间出现发热、皮疹等不适状况时，应及时到医院就诊。

（3）外出时应随身携带病历卡或信息卡（包含姓名、年龄、疾病、住址、家人联系方式等内容），以便及时得到救护。

（4）家庭救护要点：①避免诱发因素，重视发病前兆。癫痫患者要控制情绪，勿过喜或过悲，少看电视，少玩手机、电脑游戏等，少饮酒。癫痫患者如出现头晕、头痛、唇麻等发病前兆，应立即就近坐下或躺下，避开锐器，避免跌倒。②家属或路人在院外遇到患者癫痫发作时，应立即上前扶住患者，使其慢慢躺下，并移除患者周围的危险物品。发作期最好先不要移动患者，此时应尽快保护患者，解开患者的衣领和裤带，将其头偏向一侧，清除其口、鼻腔内分泌物。同时，趁患者口唇未紧闭前，用纱布、手绢等卷成卷，垫在患者的上下臼齿之间，避免发生舌咬伤。如果患者口唇已紧闭，勿强行撬开，以免造成牙齿松动、脱落。如患者已摔倒，面部朝地，应将其翻过身，以防止呼吸道阻塞。对于抽搐的患者，勿强行按压其肢体，以免导致骨折。拨打120，尽快将患者送医院就诊。

3. 生活指导

（1）饮食要求：癫痫患者饮食宜清淡，少食多餐，忌过饥或过饱，因过度饥饿会使患者血糖水平降低，而低血糖往往会诱发癫痫发作；过饱后患者血糖水平会快速升高，体内胰岛素分泌增加，加速葡萄糖代谢，血糖水平先高后低，波动很大，也会诱发癫痫；暴饮、暴食会使患者胃部过度牵张，也容易诱发癫痫发作。患者应尽量不喝或少喝兴奋性饮料，因此类饮料中含咖啡因，可使大脑细胞兴奋，发生异常放电，诱使癫痫发作。癫痫患者还需戒酒，因饮酒可使神经系统高度兴奋，并使癫痫灶放电阈值降低，容易诱发癫痫发作。此外，癫痫患者还应避免辛辣刺激性食物。

（2）活动与休息指导：在日常活动中必须避免从事需要思想高度集中的工作，如高空作业、游泳、驾驶等；不要在河边或悬崖边走动；洗澡时不要用盆浴，必要时需有人监护，以防止发生意外；要劳逸结合，防止过度疲劳工作。创造良好的居家生活环境，室内应安静、舒适，避免强烈的声光刺激；养成良好的生活习惯，避免长时间看电视；保证充足的睡眠。

（3）心理支持：此病易复发，常会导致患者抑郁、情绪波动大，因此需加强对患者的了解、关心和陪伴，告诉其癫痫为可治疗的疾病，如果能按专科医生的指导进行规律治疗，大多数患者预后良好，以减轻其精神压力，并指导患者学会自我调节，避免观看情节紧张的影视节目或参加竞赛类活动，必要时寻求心理医生帮助，以使患者保持良好的心理状态。

（4）婚育建议：特发性癫痫且有家族史的女性患者，婚后不宜生育。双方均有癫痫，或一方有癫痫，另一方有家族史者，不宜结婚。

第三节　帕金森病

帕金森病是一种常见的神经系统变性疾病，患者以老年人多见，平均发病年龄为60岁，40岁以下起病的青年帕金森患者较少见。我国65岁以上人群帕金森病的患病率大约是1.7%。大部分帕金森病患者为散发病例，仅有不到10%的患者有家族史。

一、病　因

帕金森病的发病与大脑黑质神经元受损有关，通常黑质细胞释放出多巴胺，多巴胺可在黑质与大脑其他部分之间传递信号,这些信号可协调肌肉的运动。

帕金森病的确切病因至今未明。遗传因素、环境因素、老龄、内分泌因素、氧化应激等均可能参与多巴胺能神经元的变性过程。

二、临床表现

本病起病隐匿,进展缓慢。首发症状通常是一侧肢体的震颤或活动笨拙,进而累及对侧肢体。临床上主要表现为静止性震颤、运动迟缓、肌强直和姿势、步态障碍,还可出现疲劳感、情绪低落、焦虑、睡眠障碍、认知障碍、便秘等非运动症状。

三、健康教育

1. 心理护理

首先要鼓励患者以乐观的态度面对生活,克服悲观心理,积极配合治疗,并加强锻炼。告知患者家属,不要嫌弃患者,对患者要多关心、体贴,多给予安慰和鼓励,帮助患者做一些力所能及的事情,使患者不感到自己是家人的累赘。

2. 康复锻炼

(1) 平衡训练:患者双足分开25～30cm,缓慢向左右、前后移动身体重心,同时保持身体平衡。继之,分别向左和向右转动躯干和骨盆,并使上肢随之进行大幅度摆动。在训练中可以使用语言指令、音乐、拍手等手段，辅助进行有节奏且相互交替的运动，以增加运动的趣味性。此锻炼对平衡姿势、缓解肌张力有较好的作用。

（2）步态训练：患者双眼直视前方，身体直立，起步时足尖要尽量抬高，先足跟着地，再足尖着地，跨步要尽量慢而大，同时两上肢做前后摆动，每天2次，每次15min。

（3）手部锻炼：经常伸直掌指关节，展平手掌，将手掌放在桌面上，尽量使手指接触桌面，反复练习手指分开和合拢的动作。让患者做扣纽扣的动作，把5个纽扣解开再扣好，重复数次，以锻炼手指的精细动作。也可以做手指训练操，如下图（图5-3-1～5-3-10）所示。

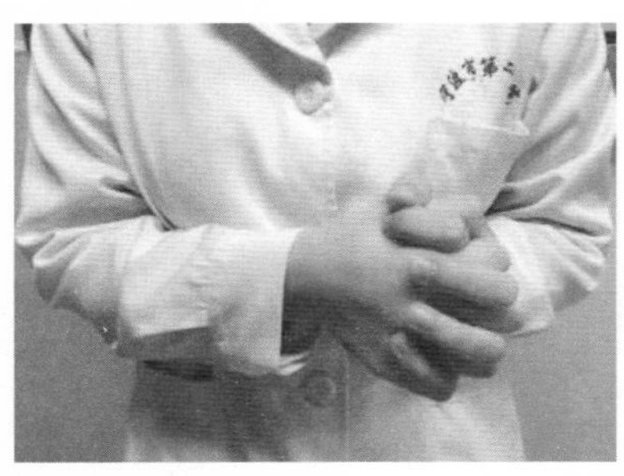

图5-3-1　两手十指交叉相握，双腕先顺时针转60下

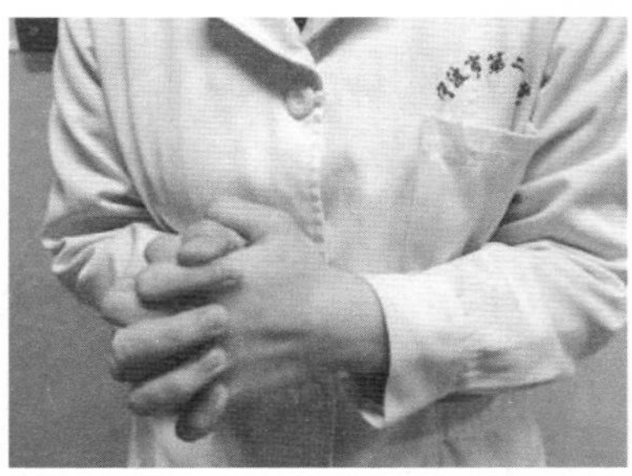

图5-3-2　再逆时针转60下

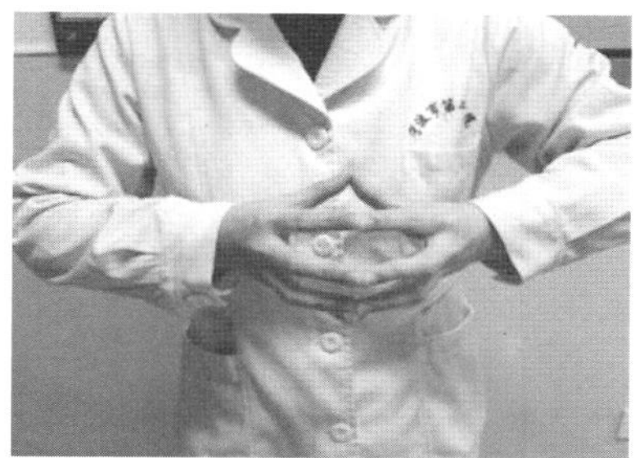

图5-3-3　十指相对如握球

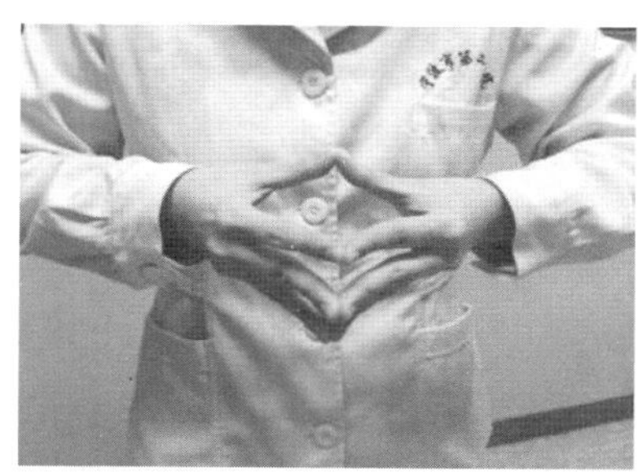

图5-3-4　双掌轻压，反复60下

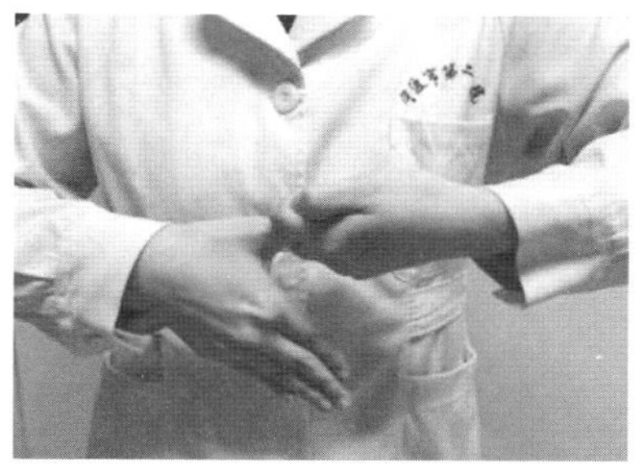

图5-3-5　右手放松，用左手的食指和中指夹住右手大拇指，稍用力拔出

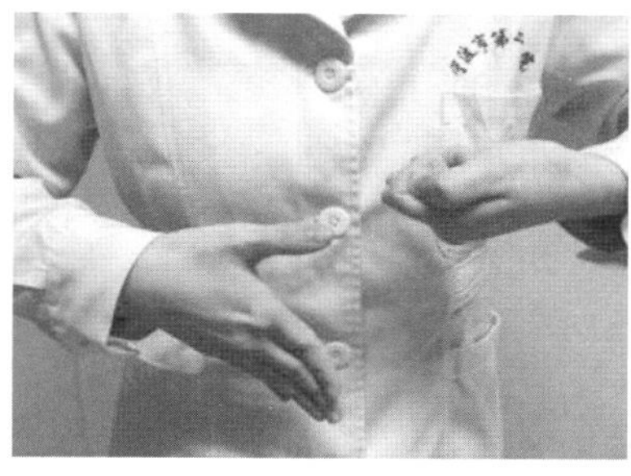

图5-3-6　再轮流拔出其余四指，重复12次，换手

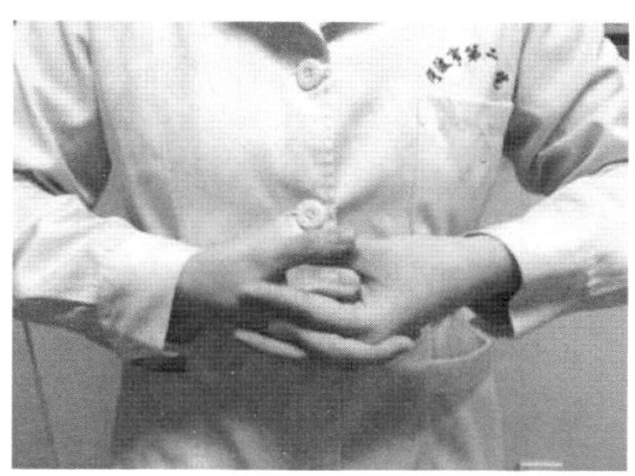

图5-3-7　十指交叉，逆时针旋转大拇指60下

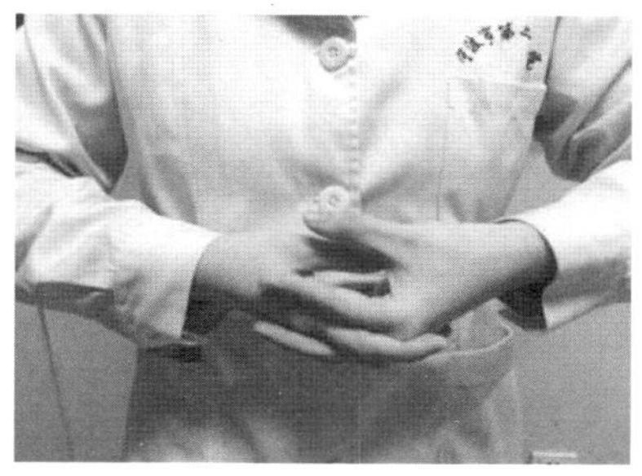

图5-3-8　顺时针旋转大拇指60下

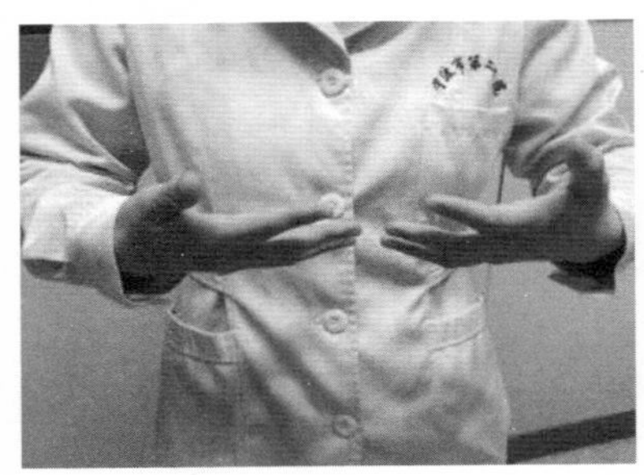

图5-3-9　轮握四指

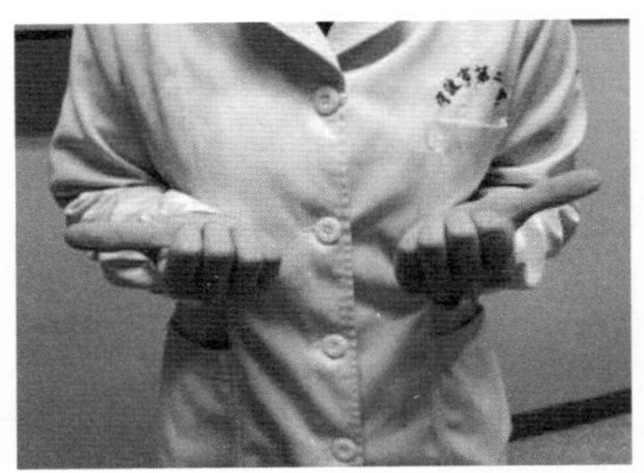

图5-3-10　依次收拢小指、无名指、中指，最后食指，60下

（4）语言训练：为保持舌头的灵活性，反复练习伸出和缩回舌头，并快速左右移动舌头，沿口唇环行运动舌尖，重复数次；反复做张嘴和闭嘴动作；鼓励患者坚持进行大声朗读和唱歌练习，这样不仅可以增加肺活量，还有利于改善其说话底气不足的感觉。

（5）面部动作锻炼：指导患者经常做皱眉动作，先皱眉，然后用力展眉；也可以进行鼓腮锻炼，反复做露齿和吹口哨动作，或者对着镜子，让面部表现出微笑、大笑、露齿而笑等动作。

3. 用药指导

目前治疗帕金森病最基本、最有效的药物是多巴制剂，以复方多巴类药物为主。

（1）用药应从小剂量开始，根据病情需要逐渐增加剂量，以最低有效量作为维持量。

（2）餐前用药比餐后用药疗效更好，一般主张餐前1h或餐后2h服药。

（3）复方多巴胺的不良反应有周围性不良反应和中枢性不良反应两类。前者为恶心、呕吐、低血压、心律失常等，故嘱患者服药后卧床休息20～30min或同服多潘立酮片以减轻症状，注意观察心率、心律等；后者主要有症状波动、运动障碍和精神症状等，一般在用药4～5年后出现。若出现中枢性不良反应，应及时复诊，请医生调整用药剂量。

4. 饮食指导

（1）避免高蛋白质饮食。因高蛋白质饮食可影响左旋多巴在小肠的吸收，且高浓度氨基酸可阻碍左旋多巴通过血-脑屏障，因此会降低药物疗效，故患者应注意避免在服用抗帕金森药物的同时进食高蛋白质饮食。但如患者有发热、压疮等情况，可适当增加蛋白质的摄入量；服用抗胆碱药物的患者，应避免同时进食槟榔。

（2）加强营养，纠正营养不良。患者常有食欲减退，加上药物引起的胃肠道反应，易出现营养不良，应保证患者每日摄入热量在2000kcal左右，选择色、香、味俱佳及有营养、热量高的食物，或辅以柔和的音乐以增进患者的食欲。

（3）多吃水果、蔬菜，避免刺激性食物的摄入，预防便秘。

（4）饮食安全指导。对有吞咽困难和饮食呛咳的患者，需注意预防误咽和窒息。患者饮食应以糊状食物为主，进食时取端坐位或半卧位，保持环境安静，进食速度不宜太快，如有呛咳，应停止进食。

5. 生活指导

患者应作息规律，保证睡眠充足；注意保暖，防止受凉；加强安全防护；患者病情较重影响生活自理能力时，家属应协助其完成日常活动，如穿衣、洗澡、翻身等。患者应做好个人卫生，保持皮肤清洁。

第四节　重症肌无力

重症肌无力是人类疾病中发病原因研究得最清楚、最具代表性的自身免疫性疾病，是乙酰胆碱受体抗体介导的细胞免疫依赖及补体参与的神经-肌肉传递障碍的获得性自身免疫性疾病，是因神经-肌肉接头突触后膜上的乙酰胆碱受体受损而引起的。

一、病　因

（1）外因：临床研究发现，某些环境因素，如环境污染，可造成人体免疫力下降；过度劳累可造成免疫功能紊乱；病毒感染、使用氨基糖苷类抗生素或D-青霉胺等药物，可诱发本病。

（2）内因：近年来研究发现，重症肌无力的发病不仅与主要组织相容性抗原复合物基因有关，而且与非相容性抗原复合物基因，如T细胞受体、免疫球蛋白、细胞因子、凋亡等基因有关。临床研究发现，本病患者体内许多免疫指标异常，经治疗后，虽临床症状消失，但异常的免疫指标却仍未改变，这也是本病病情不稳定、容易复发的一个重要因素。

二、临床表现

重症肌无力患者发病初期往往只表现为眼部或肢体酸胀不适，或视物模糊，容易疲劳。肌无力的显著特点是每日波动性，肌无力于下午、傍晚或劳累后加重，晨起或休息后减轻，此种波动现象称之为“晨轻暮重”。全身骨骼肌均可受累，以眼外肌受累最为常见，其次是面部肌肉、咽喉肌以及四肢近端肌肉。肌无力常从一组肌群开始，后累及的范围逐步扩大。首发症状常为一侧或双侧眼外肌麻痹，如上睑下垂、斜视和复视，重者眼球运动明显受限，甚至眼球固定，但瞳孔括约肌不受累。当面部肌肉及咽喉肌受累时，患者会出现表情淡漠、苦笑面容；连续咀嚼无力、饮水呛咳、吞咽困难；说话带鼻音、发音障碍等。当累及胸锁乳突肌和斜方肌时，则表现为颈软、抬头困难，转颈、耸肩无力。四肢肌肉受累以近端肌肉为重，表现为抬臂、梳头、上楼梯困难，腱反射通常不受影响，感觉正常。呼吸肌受累往往可导致不良后果，患者会出现严重的呼吸困难，甚至危及生命，这种状况称之为“肌无力危象”。

三、健康教育

1. 疾病知识教育

向患者宣教重症肌无力的临床表现及用药常识，增加患者对疾病的认识和对预防保健知识的了解。重点学习重症肌无力症状的观察、鉴别及用药常识，如长期服用抗胆碱酯酶药物，可出现恶心、呕吐、肌肉震颤等不良反应；应用抗胆碱酯酶药物时慎用抑制呼吸的药物，如吗啡等，绝对禁用肌肉松弛剂、麻醉止痛剂等。

2. 依从性教育

针对部分患者在服用药物过程中出现漏服药物、自行增减药量、不按时服药、不遵医嘱服药、拒绝服药等情况，强调合理、定时、有效服药的重要性，以改善其依从性。

3. 生活方式指导

指导患者改变不良的生活方式，帮助其制订自我监控计划。嘱患者合理饮食，注意休息，劳逸结合，选择合适的运动方式，如散步、慢跑、打太极拳等，以增强体质。定期到医院复诊。

4. 饮食指导

（1）给予高蛋白质、高热量、高维生素、富含钾和钙的饮食。避免摄入干硬、粗糙的食物。

（2）患者进餐时尽量取坐位，进餐前充分休息或在服药后15～30min进餐。

（3）患者进餐时应安排充足的进餐时间，如感到咀嚼无力，应适当休息后再继续进餐。

（4）掌握正确的进食方法，当咽喉、软腭和舌部肌群受累而出现吞咽困难、饮水呛咳时，不能强行服药和进食，以免发生窒息或吸入性肺炎。

（5）教会患者自我观察营养状况，当患者出现食物摄入明显减少、体重减轻或消瘦、精神不振、皮肤弹性减退等营养不良表现时，需及时就诊。

5. 心理教育

重症肌无力病程长，治疗费用高，且疗效常不稳定，故患者的精神负担往往较重，医护人员和患者家属应多了解其思想动态，对其进行有效的心理疏导，使患者保持精神放松，积极配合治疗。

6. 就诊指导

患者若出现下列情况，如自觉全身肌肉疲劳；四肢无力明显，活动后加重，休息后减轻；单眼或双眼交替的眼睑下垂，晨轻暮重；不同程度的吞咽困难、饮水呛咳、构音不清或伸舌不利等，应及时就诊。

第五节　阿尔茨海默病

阿尔茨海默病是一种起病隐匿的进行性神经系统退行性病变，临床表现以记忆障碍、失语、失用、失认、视空间功能损害、执行功能障碍以及人格和行为改变等全面性痴呆表现为特征。65岁以前发病者，称早老性痴呆；65岁以后发病者，称老年性痴呆。

一、病　因

病因迄今未明，可能与家族史、性别、头部外伤、受教育水平低、甲状腺疾病、母亲育龄过高或过低、病毒感染等因素有关。

二、临床表现

第一阶段（第1—3年）：为轻度痴呆期，表现为记忆减退，对近事遗忘突出；判断能力下降，不能对事件进行分析、思考、判断，难以处理复杂的问题；在工作或家务劳动时漫不经心，不能独立进行购物、经济事务等，社交困难；尽管仍能做些已熟悉的日常工作，但对新的事物却表现出茫然难解；情感淡漠，偶尔激惹，常有多疑；出现时间、定向障碍，对所处的场所和人物能做出定向，但对所处地理位置定向困难，复杂结构的视空间能力差；言语词汇少，命名困难。

第二阶段（第2—10年）：为中度痴呆期，表现为远、近记忆严重受损；简单结构的视空间能力下降，出现时间、定向障碍；在处理问题、辨别事物的相似点和差异点方面有严重损害；不能独立进行室外活动，在穿衣、个人卫生以及保持个人仪表方面需要其他人的帮助；计算不能；出现各种神经症状，可见失语、失用和失认；情感由淡漠变为急躁不安，常走动不停，可见尿失禁。

第三阶段（第8—12年）：为重度痴呆期，患者已经完全依赖照护者，记忆力严重丧失，仅存片段记忆；日常生活不能自理，大小便失禁，呈现缄默、肢体僵直，查体可见锥体束征阳性，有强握、摸索和吸吮等原始反射。最终昏迷，一般死于感染等并发症。

三、健康教育

1. 轻度患者的健康教育

早期患者在自己熟悉的环境中工作、学习不会表现出异常，但不能忽视其存在的记忆障碍。要提高患者对疾病的认识，并嘱咐患者在日常生活中注意以下四个方面。

（1）生活规律，制订锻炼计划：每天早晨或饭后散步，保证充足睡眠,对于失眠严重的患者,适当给予镇静催眠药。

(2)饮食调护:均衡营养,多进食植物性蛋白质和含钙丰富的食物,如大豆豆浆、牛奶;多食鱼类,适量补充鱼油;多食新鲜蔬菜、水果;少吃肥肉、动物内脏等高胆固醇、高脂肪食物;减少盐和糖的摄入。

(3)娱乐活动:鼓励患者多参加学习力所能及的社会及家庭活动。

(4)记忆力康复训练:利用患者熟悉和感兴趣的事物,激发患者的远期记忆,促进患者生理功能和人际关系的恢复。在患者的床前摆放患者喜爱的照片,诱导患者用语言表达感兴趣的事。

2. 中度患者的健康教育

除早期健康教育的内容外,还要教育患者保持心情舒畅,情绪稳定;家庭物品放置有序,以方便患者取用和防止患者被撞伤;白天适度加大活动量,以保证夜间睡眠;当患者烦躁、焦虑不安时,家属应尽量安慰、疏导患者,多与患者进行思想、感情交流,满足其合理要求,说话时避免用“痴”“傻”“呆”等字眼。

3. 重度患者的健康教育

家属在生活上多给予患者关心和协助,但不要包办,协助患者在熟悉的环境中自理日常生活,如洗漱、进餐、行走等;晚期患者对环境、方向定向力差,不能单独外出,须有家属陪同，以防止其走失或跌倒；锐器等物品要保管好，防止患者误伤自己和他人；对于意识丧失的患者，可指导家属或保姆每日给予温水擦浴一次；每两小时翻身一次，防止发生压疮；每天活动关节2～3次，给患者进行肢体按摩，以避免关节僵硬，防止并发症的发生。

4. 家属教育

家属教育是健康教育的重要环节，家属的照护知识、能力及心态对老年痴呆患者的生活质量、治疗效果和预后都有非常重要的作用。家属教育包括以下六个方面。

（1）合理安排患者日常生活，保证其生活规律。帮助患者养成良好的个人卫生习惯，家属应给予患者卫生指导，对其不卫生的行为，家属应予以制止；根据气温，为患者增减衣物，保持居室通风；长期卧床的患者，家属应定时给予翻身、拍背，防止发生压疮。注意患者的饮食，保证其摄入足够的营养。

（2）安全防护。应妥善管理家电、煤气等，防止患者发生意外；患者外出时需有人陪伴，或把患者姓名、地址、联系方式等写在卡片上，让患者带在身上，以防意外走失。

（3）感情支持。家属的关爱和感情支持可以有效地减轻患者的负面情绪，家属应每天和患者面对面交流，语气平和亲切。

（4）功能训练。包括强化记忆力、智力训练和行为训练。根据患者的病情和文化程度,与他们玩数字游戏,由简单到复杂,反复进行训练,帮助患者扩展思维,提高智力水平;还要注重行为训练,以提高他们的生活技能。

(5) 居室环境指导。保持室内环境舒适,空气清新,光线充足,设施简单,室内无障碍,地面要防滑。

(6) 饮食指导。食物应荤素、粗细搭配,适量摄入油脂,限制食盐的摄入。食物品种应多样化,以提高患者的食欲。

【参考文献】

[1] 贾建平,陈生弟. 神经病学[M]. 7版. 北京:人民卫生出版社,2013.

[2] 尤黎明,吴瑛. 内科护理学[M]. 5版. 北京:人民卫生出版社,2013.

[3] 中华医学会神经病学分会脑血管病学组脑出血诊治指南撰写组. 中国脑出血诊治指南(2014)[J]. 中华神经科杂志,2015,48(6):435-444.

[4] 中华医学会神经病学分会脑血管病学组缺血性脑卒中和短暂性脑缺血发作二级预防指南撰写组. 中国缺血性脑卒中和短暂性脑缺血发作二级预防指南(2014)[J]. 中华神经科杂志,2015,48(4):258-268.

[5] 中华医学会神经病学分会脑血管病学组急性缺血性脑卒中诊治指南撰写组. 中国急性缺血性脑卒中诊治指南(2014)[J].

中华神经科杂志,2015,48(4):246-257.

［6］ 贾建平,陈生弟. 神经病学[M]. 7版. 北京:人民卫生出版社,2013.

［8］ 中华医学会神经病学分会脑电图与癫痫学组抗癫痫药物应用专家共识撰写组. 抗癫痫药物应用专家共识[J]. 中华神经科杂志,2011,44(1):56-65.

［9］ 张园媛,靳忠良. 帕金森病人的健康教育[J]. 中国实用神经疾病杂志,2007,10(7):158.

［10］ 徐建红. 帕金森病患者的健康教育[J]. 实用神经疾病杂志,2005,8(6):2.

［11］ 林静仪,金真,江淑聘. 重症肌无力住院患者的健康教育[J]. 中国实用护理杂志,2006,22(21):55-56.

［12］ 付云红. 老年痴呆患者的健康教育[J]. 中国实用医药,2013,2(8):272.

［13］ 陈火风. 老年痴呆的心理护理及健康教育[J]. 医学信息,2016,12(36):248.

第七章

内分泌与代谢疾病

第一节　糖尿病

糖尿病是由遗传和环境因素相互作用而引起的一组以慢性高血糖为特征的代谢异常综合征，因胰岛素分泌和(或)作用缺陷导致糖、蛋白质、脂肪、水和电解质等代谢紊乱。随着病程的延长，患者可出现眼、肾、神经、心脏、血管等多系统损害，引起多器官功能损害和衰竭，病情严重时可发生酮症酸中毒、高血糖高渗状态等急性代谢紊乱。

糖尿病分为4型：1型糖尿病、2型糖尿病、特殊类型糖尿病和妊娠糖尿病。妊娠糖尿病是指在妊娠期间首次发生或发现的糖耐量减低或糖尿病，不包括在糖尿病诊断之后妊娠者。特殊类型糖尿病，指病因相对比较明确，如胰腺炎、库欣综合征等引起的高血糖状态。

一、病　因

糖尿病的病因和发病机制较为复杂，至今尚未完全阐明。不同类型的糖尿病其病因不同，即使在同一类型中其病因也存在差异。概括而言，引起糖尿病的病因可归纳为遗传因素和环境因素两大类。发病机制可归纳为不同病因导致胰岛β细胞分泌胰岛素缺陷和(或)外周组织对胰岛素利用不足,而引起糖、脂肪及蛋白质等物质的代谢紊乱。

二、临床表现

1型糖尿病多发生于青少年,起病急,症状明显且重,可以酮症酸中毒为首发症状;2型糖尿病多见于40岁以上成年人和老年人,多为肥胖体型,起病缓慢,症状较轻。

(1) 多尿、多饮、多食和体重减轻:血糖升高,引起渗透性利尿,导致尿量增多;多尿导致失水,患者感口渴而多饮水。由于机体不能正常利用葡萄糖,而蛋白质和脂肪消耗增加,引起消瘦、疲乏和体重减轻。为补充能量,维持机体活动,患者常易饥多食。故糖尿病的临床表现常被描述为"三多一少",即多饮、多食、多尿和体重减轻。

(2) 皮肤瘙痒:高血糖和末梢神经病变导致患者皮肤干燥和感觉异常,患者常感皮肤瘙痒。女性患者因糖尿刺激局部皮肤,可出现外阴瘙痒。

(3) 其他症状:四肢酸痛、麻木、腰痛、性欲减退、阳痿不育、月经失调、便秘、视力模糊等。

三、健康教育

1. 饮食指导

(1) 糖尿病饮食治疗的目的:①提供符合糖尿病患者生

理需要的能量和营养。②使患者尽量达到并维持理想体重。③纠正代谢紊乱，使血糖、血压、血脂尽可能达到正常水平。④预防和治疗低血糖、酮症酸中毒等急性并发症。⑤降低发生微血管和大血管并发症的风险。⑥提高糖尿病患者的生活质量。切记：患者调整饮食并不意味着完全放弃其所喜爱的食物，而是制订合理的饮食计划，并认真执行。

（2）饮食计划的制订：①理想体重的计算：理想体重（kg）＝身高（cm）－105。体重在此值±10%范围以内，均属正常；低于此值20%为消瘦；超过此值20%为肥胖。②体重指数的计算：目前国际上多用体重指数（body mass index，BMI）来评估患者的体重属于正常、消瘦还是肥胖。BMI＝体重（kg）/［身高（m）］^{2}。世界卫生组织（World Health Organization，WHO）建议BMI在18.5～22.9为正常，BMI＜18.5属于消瘦，BMI≥23属于超重。

根据理想体重和参与体力劳动的情况，便可计算出患者每日需要从食物中摄入的总热量。患者每日所需要的总热量＝理想体重×每千克体重需要的热量。不同体力劳动者的热量需求见表7-1-1。

表7-1-1 不同劳动强度下人体每日每千克体重所需要的热量

劳动强度	举 例	热量[kcal/(kg·d)]		
		消 瘦	正 常	肥 胖
卧床休息	卧床休息的患者	20～25	15～20	15
轻体力劳动	办公室职员、教师、售货员、做简单家务者，或活动量与其相当者	35	30	20～25
中体力劳动	学生、司机、外科医生、体育教师、干一般农活者，或活动量与其相当者	40	35	30
重体力劳动	建筑工、搬运工、冶炼工、干重的农活者、运动员、舞蹈者，或活动量与其相当者	45	40	35

碳水化合物、蛋白质和脂肪这三大营养素每日所提供的热量在总热量中所占的百分比见表7-1-2。

表7-1-2 三大营养素所提供的热量应占全日总热量的比例及其来源

营养素	不同营养素所提供的热量应占全日总热量的比例	来 源
碳水化合物	50%～60%	谷类、薯类、豆类等
蛋白质	15%～20%	动物性蛋白(各种瘦肉、鱼、虾等)
		植物性蛋白(黄豆及其制品、谷类)
脂肪	≤30%	饱和脂肪酸、多不饱和脂肪酸、单不饱和脂肪酸

三大营养素及酒精所提供的热量见表7-1-3。

表7-1-3　三大营养素及酒精所提供的热量

营养素	热　量
1克碳水化合物	4kcal
1克蛋白质	4kcal
1克脂肪	9kcal
1克酒精	7kcal

患者每日应进食三大营养素的量，以一位女士为例，如她每日需要从食物中摄入的总热量为1800kcal。其中：

碳水化合物占50%～60%，即1800×(50%～60%)＝900～1080(kcal)

蛋白质占15%～20%，即1800×(15%～20%)＝270～360(kcal)

脂肪占30%，即1800×30%＝540(kcal)

将以上三大营养素的热量换算成以克为单位的量，即这位女士每日需要摄入的三大营养素的量为：

碳水化合物　(900～1080)÷4＝225～270(g)

蛋白质　(270～360)÷4＝68～90(g)(近似值)

脂肪　540÷9＝60(g)

(3) 糖尿病患者饮食估算法：有略估法一和略估法二两种方法。

①略估法一

主食:根据患者体力活动的量来估算(见表7-1-4),每日至少三餐。

表7-1-4　主食摄入量推荐

休　息	轻体力劳动	中体力劳动	重体力劳动
200～250g	250～300g	300～400g	400g以上

副食:包括乳制品、肉类、蛋类、豆制品、菠菜等,摄入量见表7-1-5。

表7-1-5　副食摄入量推荐

新鲜蔬菜	牛　奶	鸡　蛋	瘦　肉	豆制品	烹调油	盐
500g以上	250ml	1个	100g	50～100g	2～3汤匙	6g

②略估法二

普通膳食:适用于体重大致正常,一般状况较好的患者。每日主食200～250g。轻体力活动者250g,中体力活动者300g,消瘦或重体力活动者350～400g,动物性蛋白质100～200g,油1～2勺(1勺＝10g),蔬菜1～1.5kg。

低热量膳食:适用于肥胖者。主食及副食按上述标准减少10%以上,同时患者需加强体育锻炼。

高蛋白饮食:适用于儿童、孕妇、哺乳期女性、营养不良或患有消耗性疾病的患者,主食可比普通膳食增加10%以上，动物性蛋白质增加20%以上。

（4）合理安排餐次：①糖尿病患者一日至少进食三餐，主食和蛋白质等应较均匀地分配于三餐中，一般按1/5、2/5、2/5或1/3、1/3、1/3的比例分配，并定时、定量。②注射胰岛素或口服降糖药的患者容易出现低血糖，患者可从正餐中匀出小部分主食作为两顿正餐之间的加餐。③睡前加餐，除主食外，还可选用牛奶、鸡蛋、豆腐干等蛋白质食品，因蛋白质转化为葡萄糖的速度较慢，对预防夜间低血糖有利。

（5）科学选择水果：①水果中碳水化合物的含量为6%～20%。②水果中主要含葡萄糖、果糖、蔗糖、淀粉、果胶等营养素。③当患者空腹血糖控制在7.0mmol/L（126mg/dl）以下，且餐后2h血糖＜10mmol/L（180mg/dl），糖化血红蛋白＜7.5%，血糖没有较大波动时，就可以进食水果，但需代替部分主食。食用水果的时间最好在两餐之间。血糖控制不满意的患者暂不食用水果，可吃少量生黄瓜和生西红柿。④进食水果时要减少主食的摄入量。少食25g的主食，可换苹果、橘子、桃子150g，梨100g，西瓜500g。葡萄干、桂圆、枣、板栗等含糖量较高，应少食用。

（6）饮食治疗的注意事项：①碳水化合物。红薯、土豆、山药、芋头、藕等根茎类蔬菜的淀粉含量很高，不能随意进食，需与主食交换。严格限制白糖、红糖、蜂蜜、果酱、巧克力、各种糖果、含糖饮料、冰激凌以及各种甜点的摄入。②蛋白质。对于有肾功能损害者,蛋白质的摄入为每日每千克理想体重0.6～0.8g,并以优质动物蛋白质为主,限制主食、豆类及豆制品中植物蛋白质的摄入。③脂肪和胆固醇。糖尿病患者应少吃煎炸食物,宜多采用清蒸、白灼、烩、炖、煮、凉拌等烹调方法。坚果类食物脂肪含量高,应少食用。每日胆固醇的摄入量应少于300mg。④膳食纤维。膳食纤维具有降低餐后血糖、降血脂、改善葡萄糖耐量的作用。糖尿病患者每日可摄入20～30g膳食纤维。粗粮富含膳食纤维,故每日在饮食定量范围内,可适当进食。⑤维生素和矿物质。糖尿病患者可多吃含糖量低的新鲜蔬菜,能生吃的尽量生吃,以保证维生素C等营养素的充分吸收。对于无高胆固醇血症的患者,可适量进食动物肝脏或蛋类,以保证维生素A的供应。糖尿病患者应尽量从天然食品中补充钙、硒、铜、铁、锌、锰、镁等矿物质,以及维生素B、维生素E、维生素C、β胡萝卜素等维生素。食盐的摄入每日应限制在6g以内。⑥同类食物之间可灵活互换,非同类食物之间不得互换。部分蔬菜、水果可与主食(谷类、薯类)互换。

2. 运动指导

(1) 糖尿病患者运动的益处:①控制血糖。②增强胰岛素的作用。③预防心血管疾病。④调整血脂代谢。⑤降低血压。⑥控制体重。⑦改善心肺功能。⑧防治骨质疏松。⑨增强身体灵活度。⑩放松紧张情绪。

（2）运动疗法的适应证：①病情控制稳定的2型糖尿病患者。②体重超重的2型糖尿病患者。③稳定的1型糖尿病患者。④稳定期的妊娠糖尿病患者。

（3）运动前的准备：①全面体检：患者在开始任何运动计划之前，都应该彻底地筛查潜在并发症，排除潜在的疾病或损伤，除外危险因素，以确保运动安全。检查内容包括：血糖、糖化血红蛋白、血酮、血脂、血压、心率、心电图或运动试验、肺功能检查、肝功能检查、胸片、眼底、尿常规或尿微量白蛋白、下肢血管彩超，以及足部、关节和神经系统的检查。②制订运动计划：患者需与医生或专职糖尿病教育者讨论其身体状况是否适合做运动，并确定运动方式和运动量。应选择合脚、舒适的运动鞋和袜，要注意鞋的密闭性和透气性。运动场地要平整、安全，空气新鲜。③运动前的代谢控制：空腹血糖＞13.9mmol/L，且出现酮体的患者，应避免运动。如果血糖＞16.7mmol/L，但未出现酮体，应谨慎运动。如果血糖＜5.6 mmol/L，应摄入额外的碳水化合物后再运动。④其他：运动时需携带糖果和糖尿病卡，以便自救。

（4）运动的类型：①有氧运动。指大肌肉群的运动，是一种有节奏、连续性的运动，可消耗葡萄糖，动员脂肪，刺激心肺。常见的运动形式有步行、慢跑、游泳、爬楼梯、骑车、打球、跳舞、打太极拳等。②无氧运动。指对特定肌肉的力量训练，是突然产生爆发力的运动，如举重、摔跤、铅球或百米赛跑,可增加局部肌肉的强度,但无法促进心肺系统的功能,反而可引起血氧不足,乳酸生成增多,引起气急、气喘、肌肉酸痛等。糖尿病患者可进行中低强度的有氧运动,而不宜进行无氧运动。

(5) 运动方式、强度、时间和频率:①运动方式与强度。一般来说,糖尿病患者所选择的运动强度应是最大运动强度的60%~70%。通常根据患者运动时的心率来衡量运动强度。糖尿病患者运动强度应使其心率保持在如下范围:心率(次/min)=(220-年龄)×(60%~70%)。

运动强度还可根据患者的自身感觉来掌握,即患者感到周身发热、出汗,但没有大汗淋漓即可。

糖尿病患者可选择中低强度的有氧运动。低强度有氧运动包括:购物、散步、打太极拳等。中等强度的有氧运动包括:快走、慢跑、骑车、爬楼、做健身操等。

②运动的时间。运动时间的选择:应从吃第一口饭算起,在饭后1~2h左右开始运动,因为此时血糖较高,运动时不易发生低血糖。每次运动持续时间为30~60min。包括运动前做准备活动的时间和运动后做恢复整理运动的时间。注意在达到应有的运动强度后应再坚持20~30min,这样才能起到降低血糖的作用。

③运动的频率。糖尿病患者每周至少应坚持3~4次中低强度的运动。

（6）运动治疗的禁忌证：①合并各种急性感染。②伴有心功能不全、心律失常，且活动后加重。③严重糖尿病肾病。④严重糖尿病足。⑤严重的眼底病变。⑥新近发生的血栓。⑦有明显酮症或酮症酸中毒。⑧血糖过高。⑨严重的糖尿病神经病变。⑩频繁发生的脑供血不足者。⑪频发低血糖者。

（7）运动中的注意事项：①在正式运动前应先做低强度热身运动5～10min。②运动过程中注意心率变化及感觉，如轻微喘息、出汗等，以控制运动强度。③若出现乏力、头晕、心慌、胸闷、憋气、出虚汗，以及腿痛等不适，应立即停止运动，原地休息。若休息后仍不能缓解，应及时到附近医院就诊。④运动时要注意饮一些白开水，以补充出汗导致的体液丢失。⑤运动即将结束时，再做5～10min的恢复整理运动，使心率逐渐降至运动前水平，而不要突然停止运动。⑥宜选择简单、安全的运动方式。运动的时间、强度相对固定，切忌运动量忽大忽小。⑦注射胰岛素的患者，运动前最好将胰岛素注射在非运动区，因为肢体的活动会使胰岛素吸收加快、作用加强，因此患者易发生低血糖。⑧有条件者最好在运动前和运动后各测一次血糖，以观察运动强度与血糖变化之间的规律，运动后还应注意迟发低血糖的发生。⑨运动后仔细检查双脚，发现有红肿、青紫、水泡、血泡、感染等，应及时到医院就诊。⑩充分了解当日身体状况，如是否存在睡眠不足、疲劳、疾病等，如身体不舒服，可暂停运动。⑪冬季注意保暖。

3. 合理服用降糖药

（1）口服降糖药的分类：①促胰岛素分泌剂（磺脲类、非磺脲类）；②双胍类；③α-葡萄糖苷酶抑制剂；④噻唑烷二酮类。

（2）口服降糖药的适应证：①口服降糖药主要用于治疗2型糖尿病。②糖尿病患者被确诊后，经饮食控制和体育锻炼，血糖控制不满意者，应采用口服降糖药治疗。③2型糖尿病患者在以下情况下应采用胰岛素治疗，而不应采用口服降糖药：有严重高血糖伴明显疲劳、口干及皮肤干燥、饥饿感、视物模糊、恶心、呕吐、无法解释的体重减轻、尿量增多等症状；酮症酸中毒；高渗综合征；有严重慢性并发症；妊娠；严重感染；心肌梗死；脑梗死；创伤；手术时。④1型糖尿病患者在用胰岛素治疗的前提下，血糖稳定，此时也不可转换为单用口服降糖药治疗。

4. 胰岛素注射指导

（1）胰岛素治疗的目的：可更好地控制血糖、减少低血糖的发生、提高患者治疗的依从性。

（2）胰岛素治疗适应证：①1型糖尿病（胰岛素绝对不足）。②2型糖尿病患者若发生以下情况，必须给予胰岛素治疗：非酮症高渗性昏迷、乳酸酸中毒、酮症酸中毒或反复出现酮症；糖尿病性视网膜病变发展至增殖期；中重度糖尿病肾病；中重度糖尿病神经病变；合并严重感染、创伤、大手术、急性心肌梗死及脑血管意外等应激状态；肝功能及肾功能不全；妊娠期及哺乳期；患者同时患有需要糖皮质激素治疗的疾病；新诊断的与1型糖尿病鉴别困难的消瘦的糖尿病患者；在糖尿病病程中出现无明显诱因的体重下降时；在生活方式和口服降糖药联合治疗的基础上血糖仍未达标者；经过最大剂量口服降糖药治疗后糖化血红蛋白＞7%者。③妊娠糖尿病。

（3）胰岛素的注射方式与注射装置：①临床常用的胰岛素注射工具有胰岛素专用注射器、胰岛素笔、胰岛素泵。②注射方式：皮下注射，但短效胰岛素可以静脉注射。③注射部位：上臂侧面及稍后面；大腿前侧及外侧；臀部；腹部（有硬结、瘢痕的部位及脐周5cm范围内不能注射），胰岛素注射部位应多处轮换，一般采取“大轮转”和“小轮转”。每次的注射点之间相距2.5cm，约两手指宽。“大轮转”与“小轮转”见图7-1-1和图7-1-2。

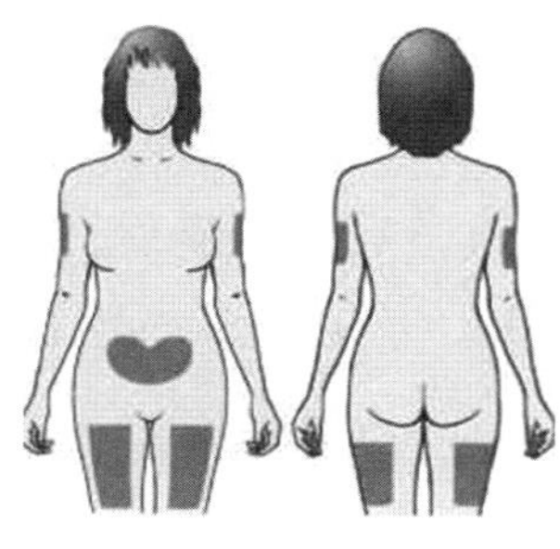

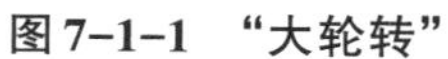

图7-1-1　“大轮转”

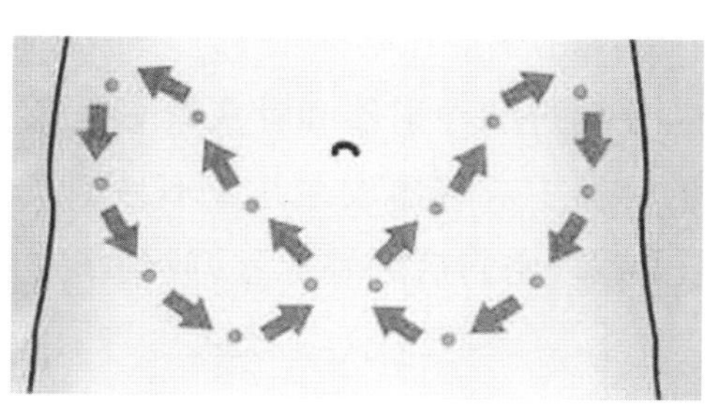

图7-1-2　“小轮转”

（4）胰岛素的副作用：低血糖、体重增加、水肿、过敏及皮下脂肪营养不良，局部脂肪萎缩或增生。

（5）胰岛素的储存：未启封的胰岛素，储存温度为2～8℃冷藏保存（不得冷冻）；超过标签上有效期的胰岛素不可使用。启封的瓶装胰岛素、胰岛素笔芯（注射针头刺穿橡胶塞后），应放在冰箱冷藏室或室温环境（25℃），可保存一个月，应避免光和热，存放在阴凉干燥的地方（不同厂家胰岛素的储存方法参看说明书）。

（6）胰岛素使用注意事项：①患者不可以随意停止注射胰岛素，注射胰岛素期间需做好个体化血糖监测。②患者去餐馆进餐时，最好把胰岛素带到餐馆，在进餐前再注射，以防在餐馆等待的时间过长，引起低血糖。③外出旅游时携带胰岛素应避免冷、热及反复震荡，不可将胰岛素托运，应随身携带。④自行注射胰岛素的患者应根据胰岛素的起效时间按时进餐。⑤注射部位的选择应考虑到运动时的影响，注射时避开运动所涉及的部位。⑥胰岛素专用注射器及针头应一次性使用，注射装置与胰岛素剂型应相匹配，切忌混用。⑦使用过的注射器和针头禁忌复帽，应弃于专门盛放尖锐物的容器中。容器放在儿童不易触及的地方。容器装满后，盖上瓶盖，密封后贴好标签，放到指定地点。

5. 自我血糖监测

（1）自我监测血糖的重要性：①鼓励患者参与到糖尿病的管理中来；②评估治疗的有效性；③指导患者饮食、运动和药物治疗方案的调整。

（2）自我血糖监测的时间和频率：监测时间和频率应因人而异，不同个体在不同治疗阶段中监测的频率也不同，根据《中国糖尿病防治指南》的指导，在临床中可参考下表进行监测。

表 7-1-6　自我血糖监测的时间和频率

监测频率	适用人群	监测时间
1～4 次/d	注射胰岛素或口服促胰岛素分泌剂的患者	餐前、餐后 2h、睡前或夜间（注：具体时间根据医嘱和个体差异而定。）
3～4 次/d	1 型糖尿病患者	餐前、餐后 2h、睡前或夜间（注：具体时间根据医嘱和个体差异而定。）
在日常监测频率基础上增加次数	生病或剧烈运动前	餐前、餐后 2h、睡前或夜间（注：具体时间根据医嘱和个体差异而定。）
1～2 次/周	血糖控制良好、病情稳定的患者	餐前、餐后 2h、睡前或夜间（注：具体时间根据医嘱和个体差异而定。）
4～7 次/d 或更频繁	血糖控制差、不稳定或急性病患者	餐前、餐后 2h、睡前或夜间（注：具体时间根据医嘱和个体差异而定。）

（3）影响血糖监测结果的因素：①血糖仪代码与试纸代码不一致；②试纸过期；③操作方法不当；④采血方法不当；⑤血糖仪不清洁；⑥长时间不进行血糖仪校正；⑦血糖仪电池电力不足；⑧药物的影响，如服用水杨酸类制剂、维生素 C

等;⑨其他影响因素:血细胞比容、甘油三酯浓度、低血压、缺氧状态、吸氧、个体差异等。

(4) 自我血糖监测注意事项:①测试血糖时应轮换采血部位。②为减轻疼痛程度,应在手指侧面采血,而不是在指尖。③指腹采血时,将采血针紧靠在手指侧面。④血糖仪应定期使用标准液校正。⑤试纸保存在干燥原装容器中,必须遵守生产商的使用说明。⑥采血针丢弃在指定的专用容器中,防止其他人被扎伤。

(5) 血糖值的正确记录:监测后患者不仅要记录血糖值,同时还要记录影响血糖值的相关内容,包括①测血糖的日期、时间。②与进餐的关系,即是在进餐前还是进餐后监测血糖的。③血糖测定的结果。④血糖值与注射胰岛素或口服降糖药的时间、种类、剂量的关系。⑤影响血糖的因素,如进食的食物种类和数量、运动量、生病情况等。⑥低血糖症状出现的时间;低血糖与药物、进食或运动的关系;发生低血糖时的体验等。

6. 并发症的监测

并发症的预防、监测及控制是糖尿病二、三级预防的需要,也是保证患者生活质量及控制治疗糖尿病相关费用的前提,因此在临床工作中应受到高度重视。

(1) 并发症监测的内容:①血:糖化血红蛋白、生化(血脂、肾功能、尿酸、电解质)。②尿:尿常规和镜检、尿酮体、尿微量白蛋白。③眼：视力、眼底检查。④足、神经系统：足背动脉、胫后动脉搏动，皮肤色泽、温度、有无破损、胼胝等；振动觉、触觉，四肢腱反射，立卧位血压。⑤心脏：心电图检查。⑥其他：血压、腰围/臀围、体重指数。

（2）监测频率：详细监测方法可参考《中国糖尿病防治指南》，并根据自身情况和疾病状态遵医嘱执行，临床监测常见内容与频率如表7-1-7所示。

表7-1-7 糖尿病临床监测常见内容与频率

监测项目	一般监测频率	特殊情况监测频率
糖化血红蛋白	每2～3月	
肝、肾功能	每6～12个月	根据病情变化、药物使用情况及医嘱确定复查时间
血脂	每6～12个月	
眼底	每6～12个月	
心电图	每12个月	
下肢检查	每12个月	

7. 糖尿病控制目标

表7-1-8 糖尿病控制目标

指 标		血糖控制水平		
		理 想	良 好	差
血糖(mmol/L)	空腹	4.4～6.1	6.2～7.0	＞7.0
	非空腹	4.4～8.0	8.1～10.0	＞10.0

续 表

指 标		血糖控制水平		
		理 想	良 好	差
糖化血红蛋白(%)	—	＜6.5	6.5～7.5	＞7.5
血压(mmHg)	—	＜130/80	130～139/80～89	≥140/90
BMI(kg/m^2)	男	＜25	25～26	≥27
	女	＜24	24～25	≥26
总胆固醇(mmol/L)	—	＜4.5	4.5～5.9	≥6.0
高密度脂蛋白胆固醇(mmol/L)	—	≥1.1	0.9～1.0	＜0.9
甘油三酯(mmol/L)	—	＜1.5	1.5～2.1	≥2.2
低密度脂蛋白胆固醇(mmol/L)	—	＜2.5	2.5～4.0	＞4.0

第二节 甲状腺功能亢进症

甲状腺功能亢进症，简称甲亢，是指由多种病因导致甲状腺腺体本身产生甲状腺激素(thyroid hormones，TH)过多而引起的甲状腺毒症。其常见原因包括弥漫性毒性甲状腺肿

（Grave's病）、结节性毒性甲状腺肿、甲状腺自主高功能腺瘤、垂体促甲状腺激素（thyroid stimulating hormone，TSH）瘤或垂体增生致甲状腺功能亢进症等。Grave's病是甲亢的最常见原因，约占全部甲亢的80%～85%，普通人群中本病的患病率约为1%，发病率为15/10万～50/10万，女性显著高发，男女之比为1∶4～1∶6，高发年龄为20～50岁。

一、病　因

目前本病的病因尚未阐明，但公认甲亢是自身免疫性甲状腺疾病的一种特殊类型，属于器官特异性自身免疫病。易感性由遗传、环境和内在因子（免疫）共同决定，这些因素共同作用，通过甲状腺自身抗原作用于T细胞、B细胞等免疫细胞，导致本病的发生。

二、临床表现

1. 甲状腺毒症表现

（1）高代谢综合征：甲状腺激素分泌增多导致交感神经兴奋性增高和新陈代谢加速，患者常有疲乏无力、怕热多汗、多食善饥、体重显著下降等。

（2）精神、神经系统：多言好动、焦躁易怒、紧张不安，失眠、注意力不集中等，可有手、眼睑和舌震颤。

（3）心血管系统：表现为心悸、气短、胸闷，严重者可发生甲亢性心脏病，出现心律失常、心脏增大和心力衰竭。

（4）消化系统：食欲亢进、多食消瘦、胃肠蠕动增快、消化吸收不良而排便次数增多。

（5）肌肉与骨骼系统：主要是甲亢性周期性瘫痪。发病诱因包括剧烈运动、高碳水化合物饮食、注射胰岛素等，病变主要累及双下肢，常伴有低血钾。甲亢性周期性瘫痪常呈自限性，甲亢控制后可自愈。

（6）其他：女性常有月经减少或闭经，男性可有勃起功能障碍。

2. 甲状腺肿

多数患者有不同程度的甲状腺肿大，常为弥漫性、对称性肿大（见图7-2-1），质软、无压痛，久病者质地较韧。甲状腺上下极可触及震颤，听诊可闻及血管杂音。

3. 眼　征

本病眼征分为两类：一类是单纯性突眼，病因与甲状腺毒症所致的交感神经兴奋性增高有关，表现为轻度突眼，突眼度不超过18mm，瞬目减少，眼睛炯炯发亮等；另一类为浸润性突眼（见图7-2-2），病因与眶后组织的自身免疫炎症有关，眼球显著突出，突眼度超过18mm，自诉有眼内异物感、眼睛胀痛、畏光、流泪、视力下降等。

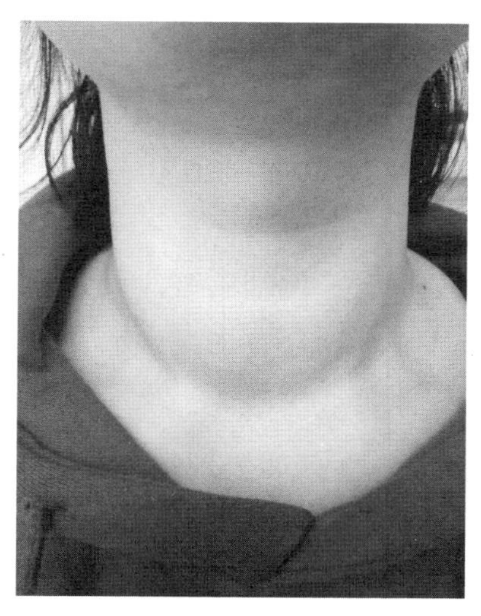

图7-2-1　弥漫性甲状腺肿大

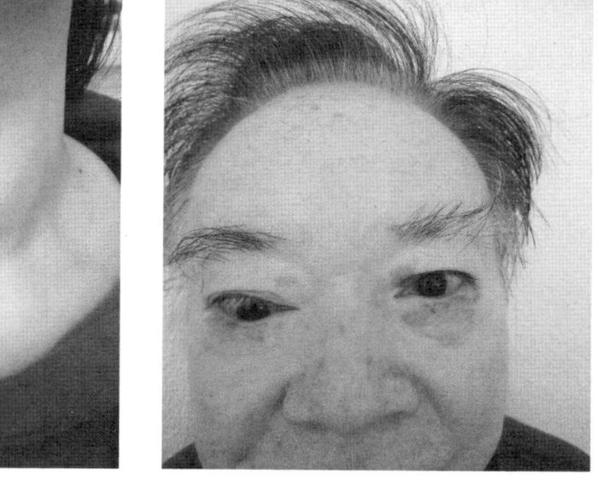

图7-2-2　浸润性突眼

三、健康教育

1. 疾病知识教育

患者应注意加强自我保护，上衣领宜宽松，避免压迫甲状腺；严禁用手挤压甲状腺，以免造成甲状腺激素分泌增加，加重病情。妊娠可加重甲亢，因此对于有生育要求的女性患者，应在本病治愈后再妊娠。患者应保持身心愉快，建立和谐的人际关系和良好的社会支持系统，避免精神刺激和过度劳累。

2. 用药指导

患者应坚持遵医嘱按剂量、按疗程服药，不可随意减量和停药。开始服用抗甲状腺药物的前3个月，每周复查血象1次；每隔1～2个月检查甲状腺功能，每天清晨卧床时自测脉搏，定期测量体重，脉搏减慢、体重增加是治疗有效的标志。

抗甲状腺药物的常见不良反应有：①粒细胞减少。严重者可致粒细胞缺乏症，因此患者必须定期复查血象。粒细胞减少多发生在患者用药后2～3个月内。②皮疹。若出现皮疹，应及时就诊，遵医嘱服用抗组胺药物。如出现皮肤瘙痒、团块状皮疹等严重皮疹者，则应立即停药，以免发生剥脱性皮炎。③肝功能异常。应定期监测肝功能，若发生中毒性肝炎、肝坏死、精神病、胆汁淤滞综合征等，应立即停药。④若出现高热、恶心、呕吐、不明原因腹泻、突眼加重等，需警惕甲状腺危象的可能，应及时就诊。对妊娠期甲亢患者，应避免各种会对母亲及胎儿造成影响的因素，宜选用抗甲状腺药物治疗，禁用 ^{131}I 治疗，慎用普萘洛尔，治疗期间需加强胎儿监测。患者产后如需继续用药，则不宜哺乳。

3. 营养指导

因患者机体处于高代谢状况，能量消耗大，应给予高热量、高蛋白质、高维生素及富含矿物质的饮食。主食应足量，可以增加奶类、蛋类、瘦肉类等优质蛋白质的摄入，以纠正体内的负氮平衡，多摄取新鲜蔬菜和水果。患者应摄入充足的水分，每天饮水2000～3000ml以补充出汗、腹泻、呼吸加快等所丢失的水分，但并发心脏病的患者应避免大量饮水，以防因血容量增加而诱发水肿和心力衰竭。禁止摄入刺激性食物和饮料，如浓茶、咖啡等，以免引起精神兴奋。减少食物中粗纤维的摄入，以减少排便次数。避免进食含碘丰富的食物。

4. 突眼患者的护理

突眼的患者应采取保护措施，防止眼睛受到刺激和伤害。外出戴深色眼镜，减少光线、灰尘和异物对眼睛的侵害。经常以眼药水湿润眼睛，避免眼球过度干燥；睡前涂抗生素眼膏，眼睑不能闭合者用无菌纱布或眼罩覆盖双眼。如眼睛有异物感、刺痛感，或流泪时，勿用手直接揉眼睛。睡觉或休息时，抬高头部，使眶内液回流减少，减轻球后水肿。限制钠盐的摄入，减轻组织水肿。定期到眼科检查角膜，以防角膜溃疡造成失明。

【参考文献】

[1] 中华医学会糖尿病学分会. 中国糖尿病防治指南[J]. 中华糖尿病杂志，2012，20(1)：S1-S36.

[2] 孙孟里. 临床营养学[M]. 北京：北京大学医学出版社，2003.

[3] 史轶蘩. 协和内分泌学[M]. 北京：科学出版社，1999.

[4] 葛均波，徐永健. 内科学[M]. 8版. 北京：人民卫生出版社，2014.

[5] 尤黎明,吴瑛. 内科护理学[M]. 5版. 北京:人民卫生出版社,2012.

[6] Mazze R S, Strock E S, Simonson G D, et al. Staged diabetes management: a systematic approach, second edition[M]. Hoboken: John Wiley & Sons, 2004.

[7] Martha M F, Cheryl H, Karmeen K, et al. A core curriculum for diabetes education[M]. Chicago: Illinois,1994.

[8] Peeples M, Mulcahy K, Tomky D, et al. The conceptual framework of the National Diabetes Education Outcomes System[J]. Diabetes Education, 2001, 27(4): 547-562.

第八章

风湿免疫性疾病

第一节　类风湿关节炎

类风湿关节炎是一种以关节慢性、非化脓性炎症为要表现的全身性疾病，临床上常表现为多关节的肿胀疼痛，尤其易侵犯手指小关节，常表现为对称性的早晨起床时手指关节僵硬，活动后好转。如不及时治疗，可导致关节畸形和功能丧失。同时还可损害心、肺、肾、神经等内脏器官，导致多系统损害，是一种多系统自身免疫性疾病。

一、病　因

病因不明，可能与遗传、感染、免疫异常等因素有关。

二、临床症状

60%～70%类风湿关节炎患者起病隐匿，在出现明显的关节症状前，可有乏力、全身不适、发热、纳差等症状。少数患者急性起病，数日内便出现多个关节的症状。

（1）晨僵：早晨起床后自觉病变关节僵硬，如胶黏着样的感觉，难以达到平时关节活动的范围，日间长时间静止不动也可出现此征象。

（2）关节痛：是本病最早出现的症状，具有对称性、持续性和时轻时重的特点，最常受累的关节是腕、掌指关节和近端指间关节，其次为足趾、膝、踝、肘、肩等关节。

（3）关节肿胀：凡受累关节均可肿胀，常见部位为腕关节、掌指关节、近端指间关节、膝关节等，多呈对称性。指间关节呈梭形肿胀是类风湿关节炎的特征。

（4）关节畸形：为本病的晚期表现，可出现腕和肘关节伸直受限；掌指关节半脱位；手指向尺侧偏移，呈“天鹅颈”样（见图8-1-1）。

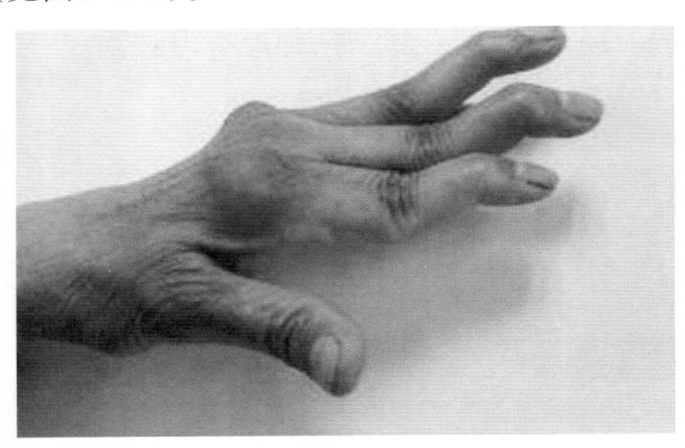

图8-1-1　手指“天鹅颈”样畸形

（5）特殊关节表现：颈、肩、髋关节疼痛和活动受限；颞颌关节受累，讲话或咀嚼时疼痛加重，严重时张口困难。

（6）除关节症状外，还可出现皮下结节，以及心、肺和神经系统的受累。

三、健康教育

1. 关节护理

患者大都有晨间起床时或久坐起立时关节僵硬的表现，这时，患者家属或周围的人应耐心等候，不要催促患者，也不要在脸色或声调上有所改变，或是做出暗示，以避免伤害患者的感情。鼓励患者早晨起床后行温水浴或用热水浸泡僵硬的关节，而后活动关节。夜晚睡眠可戴手套保暖，以减轻双手晨僵程度。

2. 定时用药

由于患者关节僵硬在清晨表现突出，因此最好在起床前1h给患者服药，以减轻患者起床时的症状，进而改善其起床后自理生活的能力。患者需坚持规范治疗，以减少疾病复发，并定期检测血、尿常规及肝、肾功能，一旦发现有严重的不良反应，应立即停药，并给予相应处理。

3. 防止关节损伤

患者做任何事情时，都应尽量使用最强壮的关节。例如，起床时应手掌或前臂用力，而避免手指负重；关节长时间屈曲，容易引发关节挛缩，故而患者在坐位或者立位时都需要保持良好的姿势，维持关节功能位，并积极进行主动或被动的关节锻炼，保存关节的活动功能，避免关节畸形。

4. 合理休息

患者在急性期需卧床休息以保护关节功能,但不宜绝对卧床;症状基本控制后,可逐渐增加活动量,以防止关节僵硬和肌肉萎缩。

5. 注意护理动作

护理人员或家属在护理患者时,应注意许多动作是不适宜于患者的。例如,帮助患者起床时,不要牵拉患者的腕关节;不要随便从患者肩关节下面托起患者。患者睡觉时,不要把被褥压得太紧,防止压伤患者的足趾等。

6. 其　他

潮湿、寒冷及阴雨的天气,过度疲劳,精神刺激,感染及生活不规律都可使患者的症状加重,因此应避免以上因素。患者应保持良好的情绪,注意保暖和营养,生活有规律,应制订合理的康复计划,并按照计划进行适当的锻炼。

第二节　强直性脊柱炎

强直性脊柱炎是血清阴性脊柱关节病中的一种,是以脊柱为主要病变的慢性疾病,病变主要累及骶髂关节,引起脊柱强直和纤维化,造成患者弯腰、行走活动受限,并可有不同程度的眼、肺、心血管、肾等多器官损害。本病好发于20～30岁的青少年男性，有明显的家族聚集倾向。

一、病 因

病因不明，可能与遗传和环境因素有关。已证实，强直性脊柱炎的发病和HLA-B27基因密切相关。

二、临床症状

（1）本病发病隐匿，患者逐渐出现腰背部或骶髂关节疼痛和（或）晨僵，有时半夜痛醒，翻身困难。晨起或久坐后起立时晨僵明显，活动后减轻。

（2）疾病早期，患者臀部疼痛多在一侧，疼痛呈间断性或交替性。数月后，疼痛多在双侧，呈持续性。

（3）不对称性的下肢大关节炎，以髋、膝和踝等关节受累较常见。

（4）肌腱端炎，主要表现为足跟痛、足底痛、臀部疼痛等。

（5）伴或不伴关节炎的眼色素膜炎（一种会严重损害视力，容易复发的眼病）。

（6）脊柱前屈、侧弯和后仰受限，胸廓扩展受限。

三、健康教育

1. 疾病知识教育

对患者及家属进行疾病知识教育是整个治疗计划不可或缺的部分，帮助患者及家属加深对本病的认识，使其了解本病的防治方法，进而保持乐观的心态，并积极配合医生的治疗。

2. 注意姿势

患者站立时应尽可能保持挺胸、收腹和双眼平视的姿势；坐位时亦应保持胸部挺直；睡硬床，多取仰卧位，避免引起屈曲畸形的体位；枕头要低，一旦出现上胸椎和颈椎受累，应停用枕头。

3. 减少体力劳动

减少或避免引起持续性疼痛的体力劳动；定期测量并记录身高，是早期发现脊柱弯曲的重要措施。

4. 戒　烟

吸烟是本病患者功能预后不良的危险因素之一，因此对于吸烟的患者，建议其戒烟。

5. 饮食指导

患者应多食用富含植物蛋白和微量元素的食物，如黄豆、黑豆等，以促进肌肉、骨骼、关节、肌腱的代谢，帮助修复病损。

6. 用药指导

帮助患者了解常用药物的主要作用、服用方法、不良反应及处理方法，嘱咐患者坚持遵医嘱用药，定期门诊随访，若病情复发或加重，应及早就医。

7. 运动指导

在药物治疗的基础上，患者还应进行运动保健，以减轻脊柱和关节畸形程度，尽可能维持其正常生理功能。但应避免跑步（尤其是髋关节受累、足弓或足跟肌腱炎的患者）、冲撞及接触性的运动（如柔道、篮球等）。可采用的运动方式如下几种。

（1）保持脊柱和髋关节灵活性的运动：如进行脊柱（颈、腰）及髋关节的屈曲和伸展锻炼，每天2次，每次活动量以不引起第二天关节症状加重为限。活动前应先按摩松解椎旁肌肉，可减轻运动过程中的疼痛，防止肌肉损伤。

（2）肢体和局部肌肉的牵拉运动：如散步、俯卧撑、挺直躯干、形体操和瑜伽等，可防止局部肌肉失用性萎缩，维持骨密度，软化关节僵硬处，维持关节伸展性，延缓病变的发展。

（3）维持胸廓活动度的运动：如深呼吸、扩胸等。游泳可集肢体运动与扩胸运动为一体，还有利于维持脊柱生理弯曲和避免关节过度负重。

（4）强直性脊柱炎患者可采用的床上运动方式有以下4种。

①伸展运动：早晨醒来时，患者取仰卧位，双臂上伸过头，向脑后、脚趾两个方向伸展，伸展满意后，身体放松；伸展双足，足跟下伸，足背向膝方向屈，至满意后放松（见图 8-2-1）。

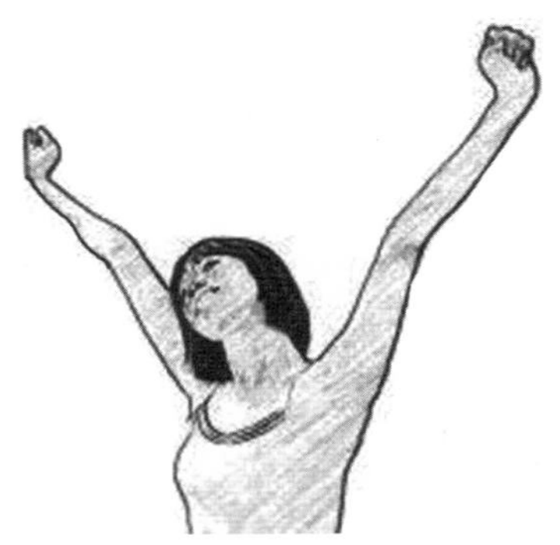

图 8-2-1　伸展运动

②膝胸运动：患者取仰卧位，双足跟贴床板。屈一侧膝，抬膝慢慢向胸部方向屈曲，双手抱膝拉向胸前。还原双足位置，另一侧膝做上述运动（见图 8-2-2）。

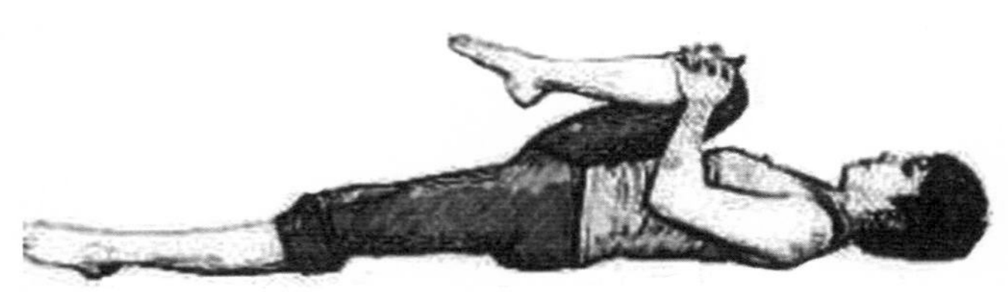

图 8-2-2　膝胸运动

③猫背运动：趴跪如猫状，低头尽量放松，背部拱起如弓状，拉伸后背，直至满意为止（见图8-2-3）。

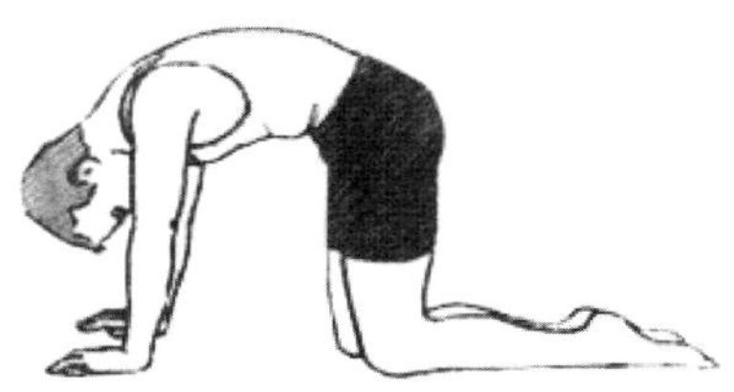

图8-2-3　猫背运动

④松弛训练和骨盆倾斜运动：平躺在床上，双膝弯曲。缓慢吸气，数到2，接着呼气，也数到2。握紧拳头，而后放松，此过程也要维持上述呼吸节奏，并且在此过程中感受到松弛的感觉向上传到手臂，继而传入头部，接着再向下传到背部和双腿。然后再收缩腹部，并且将下背平贴床面（见图8-2-4）。

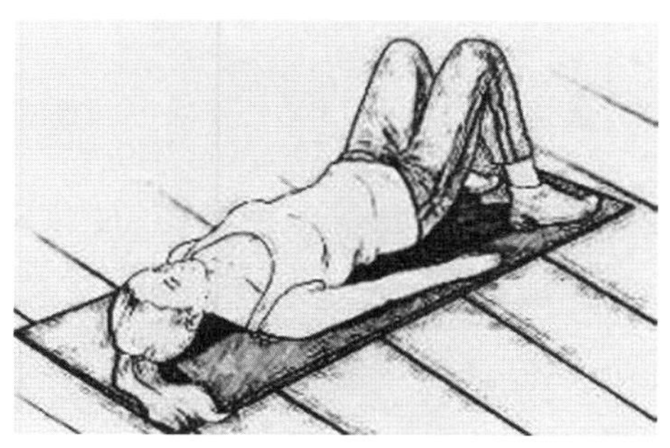

图8-2-4　松弛训练

第三节　系统性红斑狼疮

系统性红斑狼疮是一种可引起多系统、多器官损害的自身免疫性疾病，患者血清内有多种自身抗体，通过免疫复合物等途径损害各系统、脏器和组织。本病病程迁延，病情反复发作。多发于青年女性，男女之比为1∶7～1∶9。

一、病　因

系统性红斑狼疮病因迄今尚未明确。目前一般认为与遗传、雌激素水平、紫外线照射、某些药物（如异烟肼和氯丙嗪）以及食物、感染等多种因素有关。

二、临床症状

系统性红斑狼疮临床表现多种多样，变化多端。其起病可为暴发性、急性或隐匿性。疾病早期可仅侵犯1～2个器官，表现不典型，以后逐渐侵犯多个器官，而使临床表现复杂多样。多数患者病程呈缓解与发作交替。

（1）全身症状：活动期患者大多数有全身症状，如发热、疲倦、乏力、体重下降等。

(2) 皮肤和黏膜:表现多样,分特异性和非特异性两类。特异性皮损有蝶形红斑、亚急性皮肤红斑狼疮、盘状红斑和新生儿狼疮;非特异性皮损有光过敏、脱发、口腔溃疡、皮肤血管炎、雷诺现象、荨麻疹样皮疹,少见的还有狼疮脂膜炎、深部狼疮及大疱性红斑狼疮。

(3) 骨骼和肌肉:表现有关节痛、关节炎、关节畸形(10%的患者X线摄影检查有关节破坏)及肌痛、肌无力。

(4) 心脏:可有心包炎(4%的患者有心包压塞征象);心肌炎主要表现为充血性心力衰竭、心瓣膜病变。冠状动脉炎少见,主要表现为胸痛、心电图异常和心肌酶升高。

(5) 呼吸系统:可出现胸膜炎、胸腔积液(20%~30%);皱缩肺综合征主要表现为憋气感和膈肌功能障碍;肺间质病变见于10%~20%的患者,其中1%~4%的患者表现为急性狼疮肺炎;肺栓塞(5%~10%,通常抗心磷脂抗体阳性)、肺出血和肺动脉高压(1%)均可发生。

(6) 肾:临床表现为肾炎或肾病综合征。肾炎时尿内出现红细胞、白细胞、管型和蛋白尿。疾病早期肾功能正常,随着病情逐渐进展,后期可出现尿毒症。肾病综合征表现为全身水肿,伴程度不等的腹腔、胸腔和心包积液,大量蛋白尿,血清白蛋白降低,白球比倒置和高脂血症。

(7) 神经系统:可有抽搐、精神异常、器质性脑综合征(包括器质性遗忘/认知功能不良、痴呆和意识改变),其他可有无菌性脑膜炎、脑血管意外、横贯性脊髓炎和狼疮样硬化，以及外周神经病变。

(8) 血液系统：可有贫血、白细胞计数减少、血小板计数减少、淋巴结肿大和脾大。

(9) 消化系统：可有纳差、恶心、呕吐、腹泻、腹水、肝大、肝功能异常及胰腺炎。

(10) 其他：可合并甲状腺功能亢进或低下、干燥综合征等疾病。

三、健康指导

1. 避免日晒

约73%患者有光过敏症状，因此患者应避免曝晒和被紫外线照射，夏日在户外活动时须戴帽、穿长衣服以避免日晒。避免使用化妆品。

2. 戒　烟

吸烟不利于病情恢复，甚至会加重病情；烟草中的肼可能加重皮疹；吸烟还可能加重雷诺现象和血管病变，使血管更易出现硬化和狭窄。

3. 饮　食

患者应进食低盐、低糖、低脂肪、高蛋白质饮食，减少刺激性食物的摄入，尽可能不吃或少吃芹菜、无花果、蘑菇、豆荚、烟熏食物等。长期应用激素的患者，需注意补充钾和钙；

维生素D可预防和治疗因服用糖皮质激素而导致的骨质疏松。肾衰竭的患者，应限制钾的摄入。

4. 休息与锻炼

患者在急性活动期应以休息为主，但不必完全卧床；在缓解期可选择适合自己的锻炼方式，循序渐进地进行锻炼。

5. 皮肤护理

保持皮肤清洁、干燥，每天用温水擦洗，忌用碱性肥皂。切忌挤压皮肤斑丘疹，预防皮损处感染；避免文眉、文眼线；避免皮肤接触刺激性物品，避免使用染发剂、化妆品等。

6. 用药指导

患者需坚持按医嘱治疗，不可擅自改变药物剂量或突然停药，应保证治疗计划得到落实。避免服用容易诱发本病发作的药物，如普鲁卡因胺、肼屈嗪等。不宜口服避孕药和雌激素类药物。

7. 宜节育

疾病活动期，患者应避免妊娠。抗干燥综合征A抗体和抗心磷脂抗体阳性者若妊娠，习惯性流产发生率高。生育可使50%左右患者病情恶化。

8. 其　他

通过及时、正确、有效的治疗，本病病情可以得到长期缓解，患者可过上正常生活。患者应保持乐观心态，避免情绪过分波动；注意劳逸结合；天气变化时，及时增减衣服，以预防感染。保持住所清洁、卫生，避免寒冷、潮湿，尽量减少与动、植物致病源的接触。

第四节　痛　风

痛风是嘌呤代谢障碍所致的一组慢性异质性代谢性疾病，临床特点为高尿酸血症及由此而引起的痛风性急性关节炎反复发作、痛风石沉积、痛风石性慢性关节炎和关节畸形，常累及肾脏，引起慢性间质性肾炎和尿酸肾结石形成。

一、病　因

（1）原发性痛风：属遗传性疾病，由先天性腺嘌呤代谢异常所致，大多数患者有家族史，属多基因遗传缺陷，但其确切原因未明。

（2）继发性痛风：可由肾脏病、血液病、某些药物或高嘌呤饮食等多种原因引起。

二、临床表现

多见于中老年男性和绝经后女性，发病高峰年龄在40～

50岁，近年来青年人发病率有上升趋势。5%～25%的患者有痛风家族史。

（1）无症状期：仅有血尿酸持续性或波动性增高。从血尿酸增高至症状出现，时间可长达数年至数十年，有些可终身不出现症状。但随着年龄的增长，患者出现痛风的比率升高。

（2）急性关节炎：多于春、秋季发病，为痛风的首发症状，是尿酸盐结晶和沉积而引起的炎症反应。表现为突然发作的单个或多个关节红肿热痛、功能障碍，可有关节腔积液，伴发热、白细胞计数增多等全身反应。常在午夜或清晨突然发作，多呈剧痛。最易受累的是踇趾和第一跖趾关节，其后依次为踝、膝、腕、指、肘等关节。患者初次发病常呈自限性，一般1～2d或数周后自动缓解。酗酒、过度疲劳、关节受伤、手术、感染、摄入高蛋白质和高嘌呤食物等为常见的发病诱因。

（3）痛风石期：痛风石是痛风的一种特征性损害，由尿酸盐沉积所致。痛风石可存在于任何关节、肌腱和关节周围组织，导致骨、软骨的破坏及周围组织的纤维化和变性。常多关节受累，且多见于关节远端，无一定形状且不对称，手足关节经常活动受限（见图8-4-1和图8-4-2）。

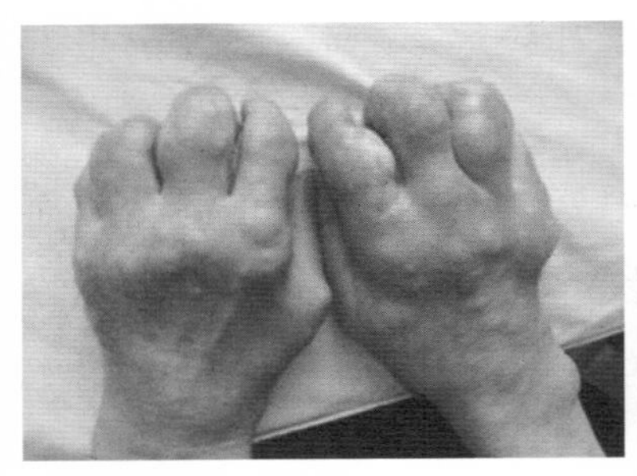

图8-4-1　双手痛风石

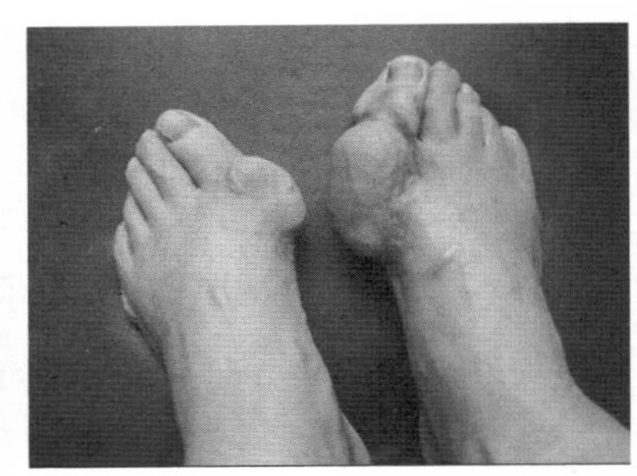

图8-4-2　双足痛风石

（4）肾病变期：主要表现为以下两方面。①痛风性肾病：起病隐匿，早期仅有间歇性蛋白尿，随着病情的发展，出现持续性蛋白尿，晚期出现肾功能不全的表现。②尿酸性肾石病：10%～25%的痛风患者有尿酸性尿路结石，结石呈泥砂样，常无症状，结石较大者可有肾绞痛或血尿。

三、健康教育

1. 休息与保暖

患者急性期需卧床休息，抬高患肢，将关节置于舒适位置，避免关节负重。关节疼痛缓解后72h可恢复活动。间歇期和慢性关节炎患者应避免长时间步行和过度疲劳。注意保暖，穿宽松的鞋袜。

2. 适度运动，保护关节

（1）若运动后疼痛超过2h，应暂时停止此项运动。

（2）运动时应使用大块肌肉，如能用肩部负重者，不用手提;能用手臂者,不用手指。

(3) 交替完成轻、重不同的工作,不要长时间持续进行重体力工作。

(4) 经常改变姿势,保持受累关节舒适。若运动后关节出现局部肿胀,则应尽可能避免该活动。

3. 饮　食

合理饮食是预防痛风发作的重要环节,痛风患者饮食应注意以下几个方面。

(1) 应少食含嘌呤的食物,如螃蟹、虾、花生、腰果、牛肉、羊肉等;不食含高嘌呤的食物,如甲鱼、乌鱼、紫菜等,不食动物肝、肾等内脏。

(2) 禁酒。

(3) 多食碱性食物,如柑橘、西瓜、冬瓜等,以利于尿酸溶解和排泄。

(4) 多饮开水,每日饮水2000～3000ml,以促进尿酸排泄。

4. 服药指导

按正确方法服药,观察药物疗效及不良反应。秋水仙碱一般口服,但常引起胃肠道反应;使用非甾体类抗炎药时应注意有无活动性消化性溃疡或消化道出血的发生;使用促尿酸排泄的药物(丙磺舒、苯溴马隆等)期间要多饮水;使用别嘌醇者,除可能发生皮疹、发热、胃肠道反应外,还可能发生肝肾功能损害等不良反应。

5. 生活指导

痛风是一种终身性疾病，但经积极、有效的治疗，患者可正常生活和工作。患者生活要有规律，防止受凉、劳累、感染、外伤等，保持心情愉快。肥胖者应减轻体重。

第五节　干燥综合征

干燥综合征是一种主要累及全身多种外分泌腺的慢性自身免疫性疾病，临床上最常见累及唾液腺和泪腺者，主要表现为口干和眼干，也可累及重要内脏器官，出现相应的临床表现。本病女性多见，男女比例为1∶9～1∶20。发病年龄多在40～50岁，也可见于儿童。

一、病　因

病因目前尚不清楚，可能与遗传、感染和性激素水平有关。

二、临床症状

本病起病多隐匿，大多数患者很难说出明确的起病时间，临床表现多样，病情轻重差异较大。

（1）口干燥症：表现为口干，舌面光滑、干裂或溃疡，猖獗性龋齿，腮腺炎，口腔溃疡或继发感染。

（2）眼干燥症（干燥性角、结膜炎）：表现为眼干涩、异物感、泪少、畏光、眼易疲劳、视力下降等。

（3）其他部位腺体：如鼻、硬腭、气管及其分支、阴道黏膜的外分泌腺体均可受累，使其分泌减少而出现相应症状。

（4）系统表现：除口眼干燥表现外，患者还可出现全身症状，如乏力、发热等。约有2/3患者出现系统损害，如局部血管炎，关节痛，肾、肺、消化系统、神经系统等病变。

三、健康指导

1. 生活指导

注意休息，生活作息规律；适当锻炼，加强营养，以提高免疫力；多饮水，防止口腔溃疡；饮食清淡，多吃水果、蔬菜，尽量少吃油炸或辛辣食物。

2. 眼睛的护理

避免强光刺激，外出佩戴遮阳镜、遮阳伞。坚持每天用生理盐水冲洗眼部，以保持眼球湿润，必要时滴眼药水或人工泪液；减少看书、看报、看电视的时间，以缓解眼睛疲劳。

3. 口腔的护理

经常饮水以湿润口腔，多吃可促进唾液分泌的食物，如酸梅、山楂等。早晚用软毛刷刷牙并漱口，动作轻柔。选用不含除垢剂的牙膏，以减少牙膏对口腔的刺激；使用含氟化物的牙膏，以减少牙釉质的丢失。

4. 鼻腔的护理

用生理盐水滴鼻，以保持鼻腔湿润。禁止用手抠鼻，以免损伤鼻黏膜毛细血管。

5. 皮肤的护理

不在炎热的地方逗留，防止高热中暑；内衣、裤质地以纯棉为佳，并经常更换；洗浴后涂抹油脂性护肤霜，以保持皮肤湿润，防止干裂。

【参考文献】

[1] 尤黎明，吴瑛. 内科护理学[M]. 5版. 北京：人民卫生出版社，2012.

[2] 中华医学会. 临床诊疗指南-风湿病分册[M]. 北京：人民卫生出版社，2005.

[3] 陈顺乐，邹和建. 风湿内科学[M]. 北京：人民卫生出版社，2009.

第九章

微创治疗

第一节　冠心病介入检查与治疗

冠状动脉造影术（coronary artery angiography，CAG）应用影像学的方法，将冠状动脉正常或异常的形态学直观地显示出来，可提供冠状动脉病变的部位、性质、范围、侧支循环状况等信息。由于冠状动脉造影术操作方法简单，结果直观、可靠，因此被认为是诊断冠心病的“金标准”。冠状动脉介入治疗包括经皮腔内冠状动脉成形术和冠状动脉内支架植入术两种。

经皮腔内冠状动脉成形术（percutaneous transluminal coronary angioplasty, PTCA）是用一特定大小的球囊扩张冠状动脉内壁，降低其狭窄程度，使相应心肌供血增加，改善心肌缺血及心功能的一种非外科手术方法，是冠状动脉介入治疗的基本手段。

冠状动脉内支架置入术，即心脏支架手术，是在PTCA的基础上发展而来的，目的是防止和减少PTCA后的急性冠状动脉闭塞和后期狭窄，以保证冠状动脉血流通畅（见图9-1-1）。

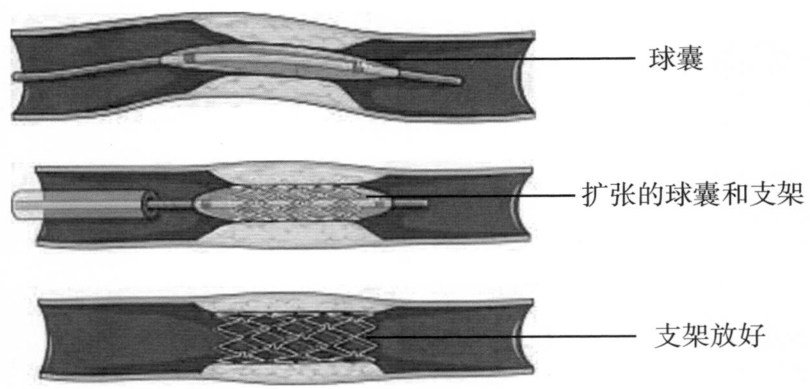

图 9-1-1　冠状动脉内支架置入

一、冠状动脉造影的诊断价值

（1）是目前诊断冠心病最可靠的方法和最主要的手段。

（2）可了解冠状动脉的直径、走行、分布和形态。

（3）可了解冠状动脉管壁是否光滑、血管壁弹性如何、是否有狭窄性病变及病变的程度、部位、长度、数量等。

（4）可了解冠状动脉是否有钙化、血栓、溃疡、动脉瘤、内膜夹层；病变是否成角度、是否位于血管分叉处；是偏心性病变，还是同心性病变等。

（5）选择介入治疗的适应证；判定介入治疗的成功率；选择合适的介入治疗时机、器械和方法。

二、冠状动脉造影的方法

将心导管经股动脉（或桡动脉）和肱动脉送到主动脉根部，分别插入左、右冠状动脉口，注入造影剂，使冠状动脉显影（见图9–1–2）。

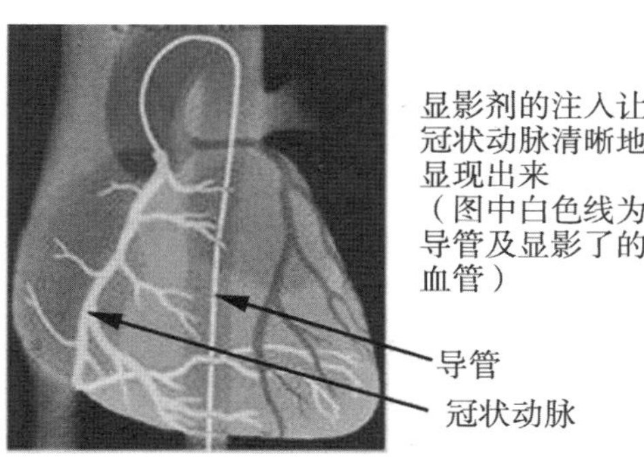

图9–1–2　注入造影剂使冠状动脉及其主要分支显影

三、健康教育

1. 患者术前准备

（1）了解冠状介入治疗的目的及操作过程，消除其疑虑，使患者保持轻松的心情。

（2）完成各项术前检查。

（3）需要接受股动脉穿刺者，练习在床上排便。

（4）皮肤准备，进行手术部位清洁。

（5）术前一晚充分休息，必要时予镇静催眠的药物。

（6）术前适量饮食，按医嘱照常服药。

（7）术前排空膀胱，穿手术服，取下身上所有饰物和活动性义齿。

2. 术后指导

（1）卧床休息，保持穿刺处敷料干燥。观察穿刺点有无渗血或渗液、动脉搏动情况、皮肤颜色、张力及活动有无异常，同时需注意术侧肢体术后有无肢体肿胀、疼痛感。如有异常，及时告知医生或护士。

（2）患者术后可以进食，吃粥或面条等清淡、易消化的食物，注意不要过饱，防止出现恶心、呕吐；如感恶心，想呕吐，应将头偏向一侧，以防窒息。

（3）多饮水，促进造影剂排出。

（4）冠脉造影术一般选择桡动脉穿刺或股动脉穿刺。①经桡动脉穿刺者，术后对穿刺点局部加压包扎。加压包扎可能会造成患者手部肿胀，因此术后患者可将手部略抬高，以减轻手部肿胀。术侧腕部制动24h，两周内术肢勿提重物。②经股动脉穿刺者，术后股动脉穿刺处也要加压包扎，用沙袋压迫6～12h，术肢制动24h，注意防止沙袋下滑。患者卧床休息，需在床上大小便，家属床旁陪护。患者术后一个月内不可参加剧烈运动。

（5）洗澡时，勿用力揉搓穿刺点，以防出血或伤口感染。

第二节　起搏器置入术

起搏器可代替心脏起搏点发放脉冲电流，通过电极导管刺激心脏中仍具有兴奋、传导和收缩功能的心肌，引起心房和心室进行相应的收缩，维持心脏的泵血功能，也称为人工心脏起搏器。

一、工作原理

人工心脏起搏器，就是人工的心脏“司令部”，其通过脉冲发生器发放由电池提供能量的电脉冲，通过导线电极的传导，刺激电极所接触的心肌，使心脏激动和收缩，从而治疗因心律失常所致的心脏功能障碍（见图9-2-1）。

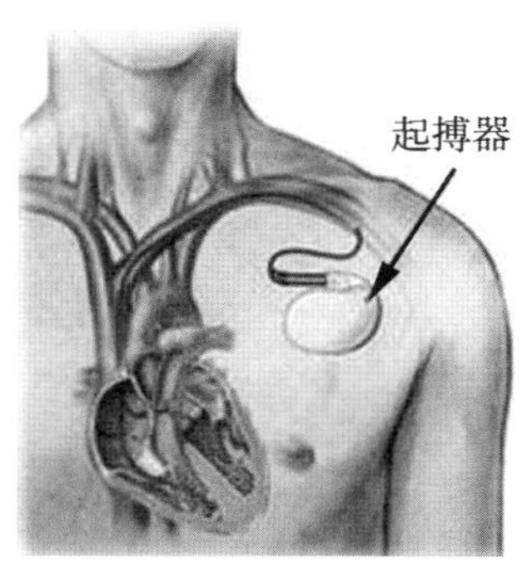

图9-2-1　起搏器

二、分 类

（1）临时心脏起搏器：为非永久性置入起搏电极的一种起搏方法。通常使用双极起搏导管电极，起搏器放置在患者体外（见图9-2-2）。

（2）永久心脏起搏器：可被放置在胸壁皮下组织中，可有单极、双极、三极导管，导管可被置于右心室、右心房和左心室（见图9-2-3）。

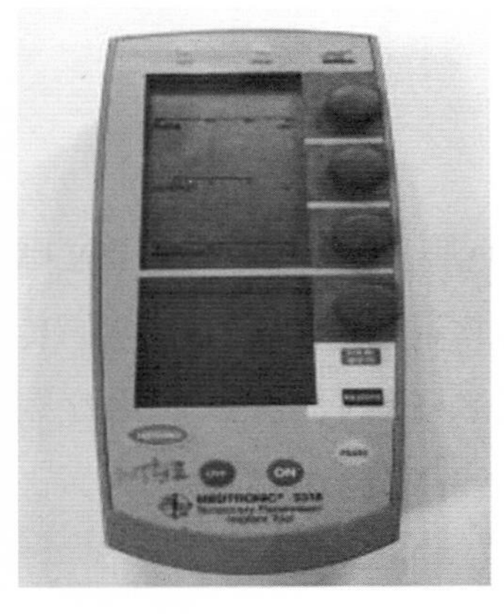

图9-2-2 临时心脏起搏器

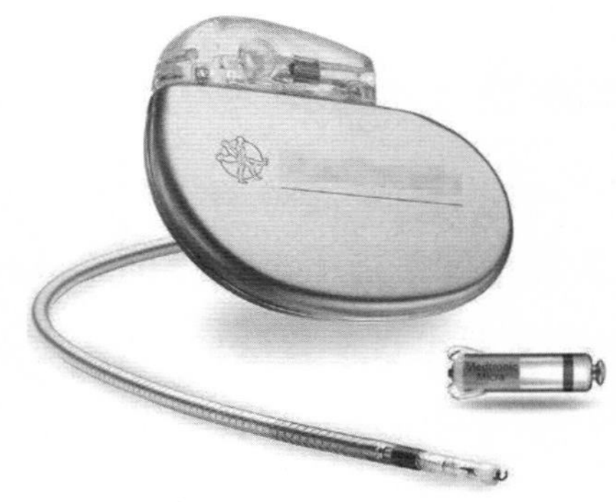

图9-2-3 永久心脏起搏器

三、置入起搏器的适应证

1. 置入临时起搏器的适应证

（1）可逆性的或一过性的严重房室传导阻滞、三分支传导阻滞或有症状的窦性心动过缓、窦性停搏等（如药物过量或中毒、电解质失衡、急性心肌梗死等)。

(2) 保护性起搏、潜在性窦性心动过缓或房室传导阻滞需接受外科手术者、心导管手术或电转复等手术的患者。

(3) 反复发作的阿-斯综合征者在置入永久起搏器之前,以及起搏器依赖患者更换起搏器前的过渡性治疗。

(4) 药物治疗无效,或不宜用药物及电复律治疗的快速性心律失常患者,如心动过缓并发尖端扭转性室性心动过速,可行生理性超速起搏,以抑制心动过速发作;反复发作的持续性室性心动过速及室上性心动过速、房性心动过速等患者,可给予起搏或超速起搏终止心律失常,以达到治疗目的。

2. 置入永久起搏器的适应证

(1) 伴有临床症状的完全或高度房室传导阻滞。

(2) 束支分支水平阻滞,间歇发生二度Ⅱ型房室传导阻滞,有症状者;在观察过程中阻滞程度进展、HV间期>100ms者,虽无症状,也是置入起搏器的适应证。

(3) 病窦综合征或房室传导阻滞、心室率经常低于50次/min,有明确的临床症状,或间歇发生心室率<40次/min;或有长达3s的RR间隔,虽无症状,也应考虑置入起搏器。

(4) 由颈动脉窦过敏引起的心率减缓,心率或RR间隔达到上述标准,伴有明确症状者,起搏器治疗有效,但血管反应所致的血压降低,起搏器不能防治。

(5) 有窦房结功能障碍和(或)房室传导阻滞的患者,因其他情况必须采用具有减慢心率作用的药物治疗时,应置入起搏器,以保证适当的心室率。

四、健康教育

1. 置入临时起搏器的术后指导

(1) 患者需取左侧卧位,因为电极导线漂浮在心腔内,右侧卧位有可能因重力作用而使电极导线脱出,出现感知或起搏功能不良。

(2) 保持起搏器穿刺处敷料清洁、干燥、无渗血,观察穿刺处皮肤是否红肿,如有异常应告知医生或护士。

(3) 检查接头连接处,保证起搏电极固定在位,起搏信号良好,电池电量充足;观察起搏设置心率是否与监护心率一致,是否有自主心率,如有异常,随时报告医生处理。

2. 置入永久起搏器的术前准备

(1) 心理准备。虽然置入心脏起搏器是一种创伤小的治疗方法,但患者大都会有紧张、恐惧心理,让患者了解手术的目的及操作过程,消除其疑虑,能够使患者在手术过程中积极配合医生。

(2) 术前完善各项化验和检查,保持置入处及周围皮肤清洁、无破损。

3. 置入永久起搏器的术后指导

(1) 起搏器观察:观察患者生命体征和心电图变化 ,起搏功能良好时，在QRS波前有一明显起搏信号，称“起搏钉”。若患者出现头昏、胸闷等不适，起搏钉时有时无或完全消失，应注意有无电极脱位可能，及时报告医生或护士处理。

（2）预防伤口感染：术后应沙袋压迫6～8h，以防止出血或导管移位；起搏器囊袋处需避免外力压迫、冲击；观察患者伤口有无出血及囊袋渗血情况；遵医嘱使用抗生素，伤口拆线前每日换药1次，嘱患者注意保持伤口清洁、干燥；术后次日切口换药时，注意观察切口皮肤色泽及局部有无血肿。一般7d后根据伤口情况拆线。

（3）活动指导：患者平卧，用沙袋压迫伤口6h，6h后可取健侧卧位。卧床期间，置入起搏器侧的上肢需减少活动，但其余肢体尽量活动，以防止静脉血栓形成；活动要循序渐进，从肢端关节活动开始，术后24～48h开始在床上及床边活动；避免撞击、用力搓擦，避免用力上举术侧手臂，避免突然弯腰、甩手、振臂等动作。

4. 出院指导

（1）活动指导：①术后1周再逐渐增加活动量，术后2～4周可恢复正常的生活和工作，可进行不太剧烈的活动，如散步、做家务等；术后5～12周可做活动量稍大的活动，如做园艺、钓鱼等。②3个月内应避免置入起搏器一侧的上肢剧烈活动，避免高举手臂（以肩关节外展不超过90°为宜），避免提取重物。③锻炼需循序渐进，运动时心率与休息时心率相比，不超过5～10次/min。

（2）起搏器知识指导：①患者外出时应随身携带起搏器登记卡（起搏器型号、有关参数、安装日期、品牌等）。乘坐飞机时，请主动出示起搏器卡，以保证旅途中的安全。②定期随访，术后1个月、3个月、6个月时随访，以后每年随访1次。当电池即将耗尽，随访频率应增加，同时应考虑更换起搏器。如有不适，及时就诊。

（3）自我监测：①自数脉搏，每天2次，若起搏频率低于设定的误差超过3次/min，需及时就医。②勿抚弄起搏器置入部位，如置入部位有红肿热痛或出血现象，需及时就医。③患者突然出现头晕、胸闷、乏力、晕厥等症状，或出现置入起搏器之前没有的症状，需及时就医。

（4）特殊注意事项：①安装起搏器者应远离强磁场和电场，包括屏蔽不严的微波炉、机场上使用的金属探测器、磁共振成像检查等。②雷雨天不在户外活动或逗留，不使用电热毯、电按摩器、电烙铁等，防止发生触电使起搏器故障。③安装抗磁起搏器者，若要行磁共振成像等检查，应事先咨询专科医生。

（5）其他指导：①患者应进食高蛋白质、高维生素和高纤维素的易消化食物，以预防便秘。②继续服用治疗心脏疾病的药物，不能因安装了起搏器就不再服药，应继续按常规剂量服药。

第三节　纤维支气管镜

纤维支气管镜(简称纤支镜)检查是诊断、治疗肺部疾病的一种有效手段。该检查是将一根装有纤维内镜的细长管,经患者鼻腔、口腔插入气管或支气管,可直接观察气管、支气管及肺部病变情况,还可取出气管内异物,从而协助疾病的诊断和治疗。当怀疑患者支气管、肺部有肿瘤时,可通过纤支镜定位取出标本,做活组织检查,并留取影像资料,还可吸痰、排出呼吸道分泌物、抢救危重患者。同时,还可通过纤支镜向病变的肺叶或肺段支气管腔内注药。

一、适应证

(1) 不明原因的咳嗽。支气管镜对于诊断支气管结核、异物吸入及气道良、恶性肿瘤等具有重要价值。

(2) 不明原因的局限咯血或痰中带血。支气管镜检查有助于明确出血部位和出血原因。

(3) 不明原因的局限性哮鸣音。支气管镜有助于查明气道阻塞的原因、部位及性质。

(4) 不明原因的声音嘶哑,可能是喉返神经受累引起声带麻痹和气道内新生物等所致。

（5）痰中发现癌细胞或可疑癌细胞。

（6）X线胸片和(或)CT检查提示肺不张、肺部结节或块影、阻塞性肺炎、炎症不吸收、肺部弥漫性病变、肺门和(或)纵隔淋巴结肿大、气管或支气管狭窄以及原因未明的胸腔积液等异常改变者。

（7）肺部手术前检查,对指导手术切除部位、范围及估计预后有参考价值。

（8）胸部外伤、怀疑有气管、支气管裂伤或断裂,支气管镜检查常可明确诊断。

（9）肺或支气管感染性疾病(包括免疫抑制患者支气管、肺部感染)的病因学诊断,如通过气管吸引、保护性标本刷或支气管肺泡灌洗获取标本进行培养等。

（10）机械通气时的气道管理。

（11）疑有气管、支气管漏的确诊。

二、禁忌证

支气管镜检查开展至今已积累了丰富的经验,其禁忌证范围日趋减少,或仅属于相对禁忌。但在下列情况下,患者行支气管镜检查发生并发症的风险显著高于一般人群,应慎重权衡利弊,再决定是否进行检查。

（1）活动性大咯血。若需要行支气管镜检查,应在建立人工气道后进行，以降低患者发生窒息的风险。

（2）严重的高血压和心律失常。

（3）新近发生的心肌梗死或有不稳定型心绞痛发作史。

（4）严重的心、肺功能障碍。

（5）不能纠正的出血倾向，如凝血功能严重障碍、尿毒症及严重的肺动脉高压等。

（6）严重的上腔静脉阻塞综合征，因支气管镜检查可导致喉头水肿和严重的出血。

（7）疑有主动脉瘤。

（8）多发性肺大泡。

（9）全身情况极度衰竭。

三、健康教育

1. 检查前准备

（1）应让患者了解做支气管镜检查的必要性，了解支气管镜检查的目的、方法、可能出现的不良反应和术前准备事项，以减少患者的疑虑和恐惧心理，使其积极配合检查。

（2）检查前4～6h禁食。

2. 检查中配合

（1）在检查过程中患者通过鼻导管吸入氧气。

（2）检查过程中，患者取仰头平卧位，使气道平伸，气管镜进入声门时患者需憋气。麻醉药滴入后的呛咳属正常现象，患者应平静呼吸，放松声门，以减少不适感。

（3）术后患者呼吸道有少量出血属正常现象，如果有大出血，可直接进行镜下止血治疗，患者不需紧张。

3. 检查后指导

（1）患者检查后取舒适体位静躺30min，医护人员会在此期间观察患者的生命体征变化。

（2）术后禁饮、禁食2h，2h后可进温凉饮食。术后咽喉部不适感为麻醉效应，无须特殊处理。

（3）术后若患者出现咯血多、胸闷、气喘加重等情况，应及时告知医生处理。

第四节　经皮内镜下胃造瘘术

经皮内镜下胃造瘘术，是指在内镜引导下经患者腹部皮肤穿刺放置造瘘管，为无法经口正常摄入食物的患者提供胃肠内营养的通道。经皮内镜下胃造瘘术具有操作简便、快捷、创伤小、安全度高、患者术后恢复肠内营养快、造瘘管可留置时间长等特点。

一、适应证

（1）经口摄食障碍而胃肠功能正常，需长期（>2周）管饲营养支持或需长期胃肠减压者。

（2）神经系统疾病。①吞咽反射损伤：多发性硬化、肌萎缩性脊髓侧索硬化、脑血管意外。②中枢性麻痹。③意识不清。④痴呆。

（3）头颈部肿瘤放疗或手术前后。

（4）呼吸功能障碍行气管切开者。

（5）食管穿孔、食道吻合口瘘。

（6）腹部手术后胃瘫、胃肠郁积者、重症胰腺炎、胰腺囊肿、胃排空障碍者（空肠营养管）。

（7）营养不良，由治疗（化疗、放疗）引起的恶病质。

二、禁忌证

（1）门脉高压。

（2）腹水、腹膜炎。

（3）胃大部切除、胃肿瘤。

（4）肝脾肿大。

（5）急性胰腺炎。

（6）上消化道梗阻。

（7）内镜下透照无亮点。

（8）凝血功能障碍。

三、健康教育

1. 术前准备

（1）了解手术的必要性，消除患者紧张、恐惧的心理。

（2）术前禁食、禁水8～12h，但降压药照常服用。

（3）保持口腔清洁，摘除口腔内的活动性义齿。

（4）保持充足的睡眠。

2. 术后指导

（1）术后可取半卧位或平卧位休息。

（2）如出现胸痛、腹痛、呕血、黑便等现象，及时告知医护人员。

（3）术后当天用生理盐水冲洗造瘘管，术后禁食24h后若未出现并发症，可予注入少量低浓度肠内营养液，喂食温度在38℃～40℃。管饲制剂的种类、喂食速度和量应个体化。

（4）喂食时患者取半卧位或坐位，以防止营养液反流或误吸。

（5）保持造瘘管的清洁和通畅，每8～12h常规冲洗一次，每次注入食物前后均用20～30ml温开水冲洗造瘘管，以防造瘘管堵塞。

3. 造瘘管的日常护理

（1）瘘孔的观察、消毒和保护：①每日清洁造瘘管周围皮肤。术后1周内每天1～2次对瘘孔进行消毒，用纱布及胶布进行保护。②每日观察皮肤有无发红等，确认有无局部疼痛。观察有无异常渗出液或感染的征象。③术后1周，可停止瘘孔的消毒。④保持瘘孔周围清洁。

（2）经常冲洗造瘘管，保持清洁与通畅：①每8～12h常规冲洗一次。②每次管饲后冲洗一次。③不同管饲制剂交替输注时需冲洗。

（3）意外拔出造瘘管（瘘孔完成后）的处理：①瘘管拔出后若放任不管，会造成瘘孔的狭窄或闭合，故发现后应马上试着再次插入导管。如果没有新的导管，可使用被拔出的导管，用胶布或腹带进行固定。②对可能自行拔管的患者，可利用腹带进行预防。

（4）造瘘管营养剂注入操作方法：见下图。

<table>
<tr><td>①洗手（见图9-4-1）</td><td>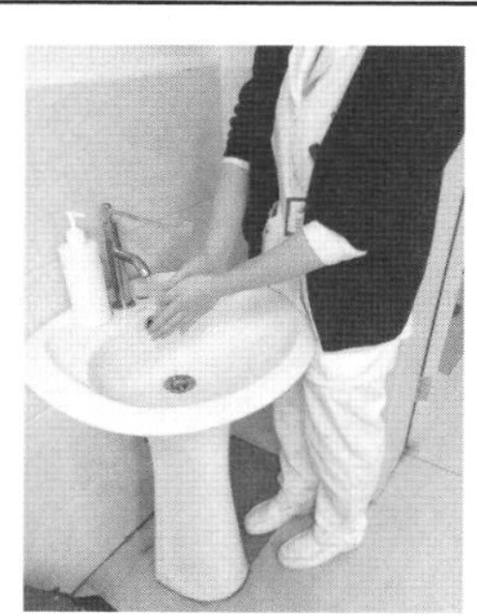
图9-4-1</td></tr>
</table>

②患者取半卧位，摇高床头（见图9–4–2）	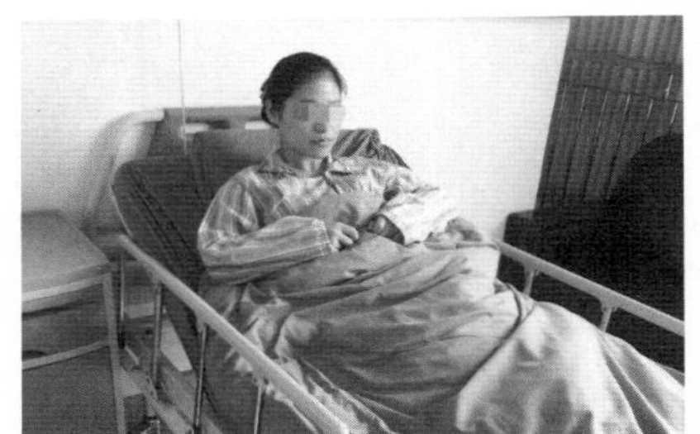 图9–4–2
③确认营养管的位置（见图9–4–3）	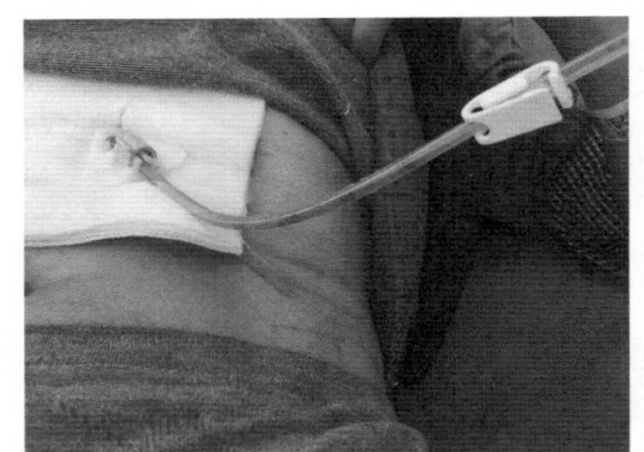 图9–4–3
④连接管路（见图9–4–4）	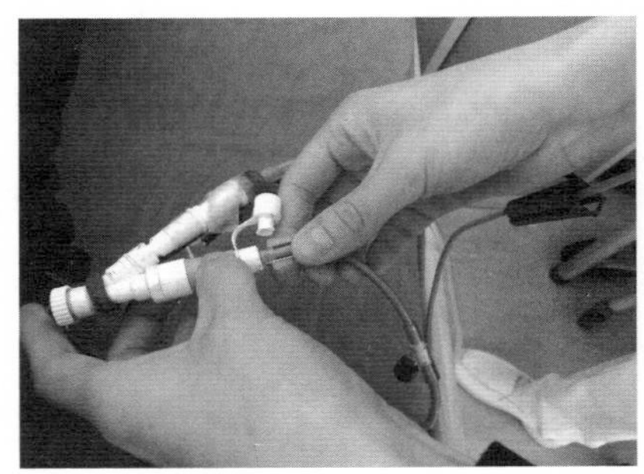 图9–4–4

⑤冲洗导管腔，观察有无堵塞（见图9–4–5）	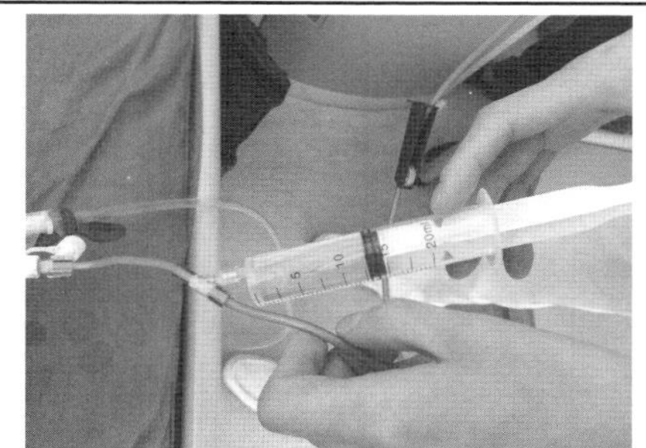 图9–4–5
⑥开始注入营养剂（见图9–4–6）	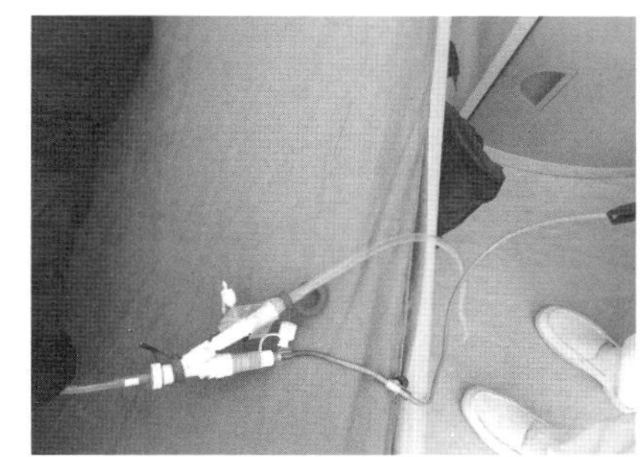 图9–4–6
⑦结束后再次冲洗导管腔（见图9–4–7）	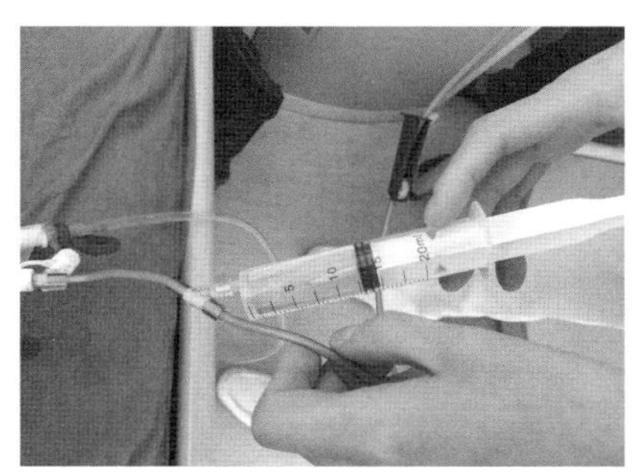 见图9–4–7

第五节　海扶刀

海扶刀，又叫超声聚焦刀，是高强度聚焦超声(high-intensity focused ultrasound, HIFU)的译称。HIFU是一种不需要切开皮肤，不需要穿刺就可以杀灭患者体内肿瘤的新技术，也有人称之为“无创手术”。这一治疗技术主要利用超声波可聚焦性、方向性以及软组织穿透性，将发射的超声波聚焦于患者体内靶细胞区，这一靶细胞区聚焦处的超声波转化为热能，让该区域温度在瞬间升高，产生高热效应，使靶细胞区的组织细胞蛋白质凝固，进而阻止肿瘤生长，同时使肿瘤的体积逐渐缩小。

一、适应证

(1) 肝脏良、恶性肿瘤。

(2) 无黄疸的胰腺癌，或经过减黄治疗后的胰腺癌。

(3) 软组织良、恶性肿瘤。

(4) 子宫肌瘤。

(5) 具有良好超声通道的腹膜后或腹、盆腔实体肿瘤。

二、禁忌证

（1）含气空腔脏器（如肠道、胃等）肿瘤；

（2）中枢神经系统肿瘤；

（3）治疗相关区域存在皮肤破溃或感染时；

（4）治疗相关区域皮肤接受过45Gy以上放疗；

（5）超声治疗的通道中存在显著钙化的动脉血管壁时；

（6）有重要脏器功能衰竭的患者；

（7）有严重凝血功能障碍的患者；

（8）不能耐受相应麻醉的患者；

（9）机械定位影像系统不能清晰显示的肿瘤。

三、健康教育

1. 术前准备

（1）患者应放松心情，配合医护人员做好皮肤和肠道准备，做好各种皮试。

（2）若是肿瘤患者，应了解肿瘤治疗是一个长期的综合治疗的过程，必须辅以化疗、放疗等其他治疗措施。HIFU治疗对患者机体损伤小，术后患者反应轻，并发症少，但HIFU手术时间长，对麻醉要求比较高，为了保证麻醉安全，HIFU治疗前需常规对患者进行心、肺、肝、肾功能的检查，以了解其重要脏器的功能，保证治疗顺利进行。

（3）术前晚患者要保证良好的睡眠，避免精神紧张，因精神过度紧张可使血压升高，影响麻醉和治疗的进行。

（4）术前常规给患者留置胃管，以免患者胃部胀气干扰治疗视野。给患者取下活动性义齿，以免麻醉插管时误吸。

2. 术中配合

（1）HIFU虽然是体外无创手术，但术前患者仍需全身麻醉，以镇痛和制动。麻醉前患者需配合医护人员的指导，采取正确的体位。

（2）治疗完毕，患者需配合医护人员的指导，进行深呼吸、咳嗽或回答一些问题，以观察患者复苏的情况。

3. 术后指导

（1）术后12h患者即可进食，并下床活动。

（2）注意治疗区皮肤的情况，有时皮肤会出现划痕或水泡。要保持皮肤干燥，穿宽松棉质内衣，避免内衣过紧而擦伤皮肤；对那些较大的水泡，需由医务人员通过无菌操作穿刺抽液后涂上烧伤膏，按Ⅱ度烧伤处理。

（3）饮食以清淡为主，首先进食流质，无恶心、呕吐者即可进半流质、普食。

4. 出院后指导

（1）HIFU治疗后2～3d患者即可出院，回家休息后病情得到缓解，可以继续上班、工作，进行力所能及的活动，但需注意劳逸结合，防止过度疲劳。

（2）调整好饮食，适当增加蛋白质、水果和蔬菜的摄入，并注意饮食卫生，避免肠道感染。并注意避免上呼吸道和其他部位的感染，因为任何部位的感染都会降低患者免疫力。

（3）患者可进行一些力所能及的体育活动，以增强体质，提高生存质量。

第六节　血液透析

血液透析是指将患者血液引入透析器，让血液和透析液通过半透膜进行物质交换，以排出患者体内小分子代谢产物，调节水、电解质和酸碱平衡，再把“干净”的血液引回患者体内的治疗方法，是较安全、易行、被广泛应用的血液净化方法之一（见图9-6-1）。

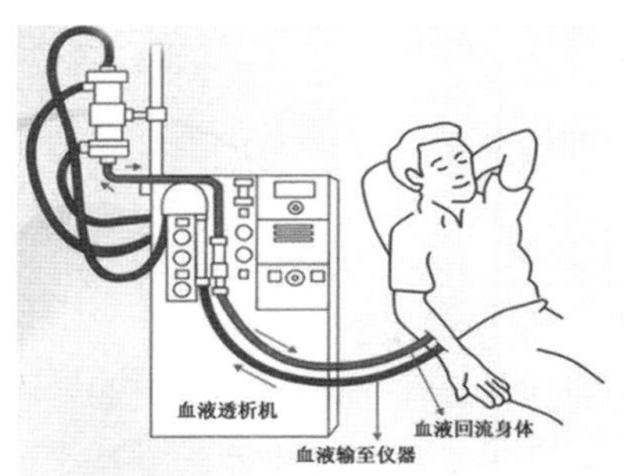

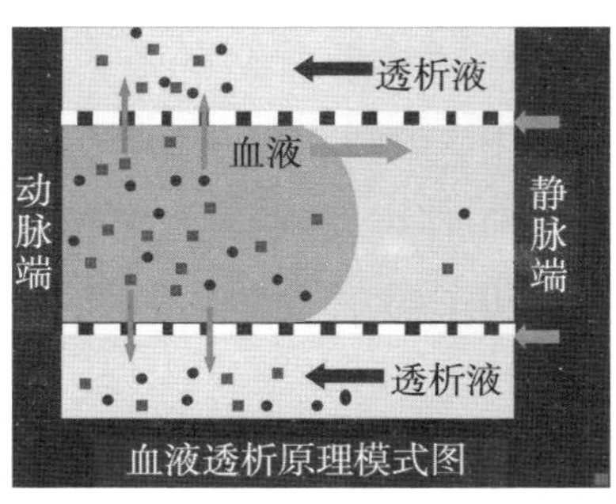

图9-6-1　血液透析原理模拟图

血液透析分为急诊血透和维持性血透两种,急诊血透是暂时性的,维持性血透则是长期的。维持性血透每周2～3次,每次4～5h。

血管通路分为临时性和永久性两种。临时性血管通路指颈内静脉置管、股静脉置管、锁骨下静脉置管;永久性血管通路指动静脉内瘘、永久性深静脉置管和人造血管。

一、适应证

患者是否需要血液透析治疗,应由有资质的肾脏专科医师决定。肾脏专科医师负责患者的筛选和治疗方案的制订等。

(1) 终末期肾病。非糖尿病肾病患者估算肾小球滤过率(estimated glomerular filtration rate,eGFR)<10ml/(min·1.73m^2);糖尿病肾病患者eGFR<15ml/(min·1.73m^2)。当有下列情况时,可酌情提前开始透析治疗:患者出现了严重并发症;经药物治疗等不能有效控制者;急性心力衰竭、顽固性高血压;高钾血症、高磷血症、代谢性酸中毒;贫血;体重明显下降和营养状况恶化,尤其是伴有恶心、呕吐等。

(2) 急性肾功能损害。

(3) 药物或毒物中毒。

(4) 严重水、电解质和酸碱平衡紊乱。

(5) 严重高热、低体温等。

二、禁忌证

无绝对禁忌证，但在下列情况下应慎行。

（1）颅内出血或颅内压增高；

（2）药物难以纠正的严重休克；

（3）严重心肌病变并有难治性心力衰竭；

（4）活动性出血；

（5）有精神障碍，不能配合血液透析治疗者。

三、健康教育

1. 血管通路维护

（1）保持患者身体和周围环境的清洁，尤其是血管通路的干燥、清洁，防止感染。

（2）颈内静脉置管患者不要过度活动颈部；股静脉置管患者下床活动时尽量伸直术肢，避免管路弯曲、打折、滑脱。如有疼痛、肿胀、烦躁等不适，或敷料有渗血、渗液，可及时寻求医护人员的帮助。

（3）应及时换药，每次透析时注意严格无菌操作。不要过分牵拉导管，以免拔出。插管患者洗浴时不可用盆浴，必要时擦浴。

（4）内瘘是血透患者的“生命线”，为了更好地保护“生命线”，需注意以下方面：①避免内瘘侧肢体受压。②不穿紧袖的衣服。③内瘘侧肢体不可戴手表。④内瘘侧肢体不可测血压。⑤内瘘侧肢体不可提重物。⑥内瘘侧肢体不能用于静脉输液或采血。

(5)保持内瘘通畅:每天早、中、晚触摸内瘘,或听血管杂音,判断内瘘是否通畅。如果无震颤或听不到血管杂音,则表示内瘘有堵塞,需立即就医。

(6)内瘘日常保养:①透析结束24h后,可以用热毛巾敷内瘘15~30min。②内瘘侧手臂洗干净后,用多磺酸黏多糖乳膏涂抹在皮肤上,做环形按摩。按摩时避开穿刺针眼处。每次按摩15min。③有内瘘血管壁增厚或者血流量不好的,可根据医嘱增加多磺酸黏多糖乳膏的使用次数。

2. 营养与饮食

(1)蛋白质及能量:①每周透析1次的患者,每日蛋白质摄入量为0.6~0.8g/(kg·d)。②每周透析2次的患者,每日蛋白质摄入量为0.8~1.0g/(kg·d)。③每周透析3次的患者,每日蛋白质摄入量为1.0~1.2g/(kg·d)。④多进食优质蛋白质,如瘦肉、鱼、蛋等。少吃植物蛋白,如豆制品。保证优质蛋白质摄入量占总蛋白质摄入量的2/3。

(2)碳水化合物:每餐米、面量最好限于100g左右。

(3)脂肪:以低脂肪饮食为宜。

(4)水、钠:①严格限制水分和钠盐的摄入。②维持性透析患者每日摄入水分(包括牛奶和汤汁)的量=昨日尿量＋大便量＋500ml。③两次透析之间，体重增长不超过干体重的5％。④钠的摄入量每周透析2次的患者控制在3g/d，每周透析3次的患者控制在3～5g/d，避免进食含钠多的食物。

（5）钾：①根据患者血钾的化验结果指导饮食。②无尿或少尿的患者原则上应限制钾的摄入（＜2g/d）。③尿量正常的患者可不必限钾。④高血钾者，应限制含钾高的食物，如菠菜、大头菜、冬笋、冬枣、橘子、柑、香蕉等。

（6）钙、磷：①根据患者血钙、血磷的化验结果指导饮食。②患者在补钙的同时，还应降磷，避免血磷过高导致钙磷乘积过大，引起甲状旁腺功能亢进和钙的异位沉积。③少食含磷高的食物，如坚果类、海藻类、动物内脏、酸奶等。

3. 服药指导

（1）维持性透析患者应遵医嘱正确、有规律地服用药物。

（2）如透析过程中患者经常出现血压下降，可根据医嘱在血透前停服降压药一次，以防止发生低血压。

（3）糖尿病肾病患者必须遵医嘱注射胰岛素，定期监测血糖。

（4）对于透析过程中易发生低血糖的患者，建议患者血透前停止注射胰岛素一次，并备好糖果或巧克力等，以备发生低血糖时食用。

4. 患者自我管理的注意事项

（1）患者可通过医护人员的宣教多学习疾病相关知识，以消除疑虑和恐惧心理，减少心理压力，树立战胜疾病的信心，并与医护人员密切配合，从身体和心理两个方面做好血液透析的准备。

（2）在配合医生进行治疗的同时，要加强自我学习，增强自我保健意识。

（3）要注意控制体重。经过一定时间摸索出自己所能耐受的最大脱水量。

（4）要关注每月的化验结果，以了解透析效果。

（5）合并心血管疾病的患者，要提高警惕，及时就医，以早期控制疾病。

（6）长时间卧床的患者要注意避免发生压疮。

（7）患者血透中或血透后出现低血压、低血糖、头痛、心律失常、精神改变等并发症时，不要恐慌，应配合医护人员积极治疗。

（8）充分透析，预防感染，控制原发病，按医嘱用药。

第七节　腹膜透析

腹膜透析是指将一根腹膜透析管的一端在无菌条件下置入患者腹腔，透析管的另一端通过连接管与袋装透析液相连，借重力的作用将透析液输入腹腔的治疗方法。由于腹膜是一层半透膜，透析液在腹腔内停留，与腹膜上的毛细血管内的血液进行交换，通过弥散和渗透的原理，达到清除患者体内潴留的代谢产物和多余的水分，纠正水、电解质和酸碱平衡失调的目的。

一、适应证

腹膜透析的适应证基本同血液透析，但如患者属以下情况，则更适合腹膜透析：老年人、幼儿、儿童；原有心、脑血管疾病，或心血管系统功能不稳定；血管条件差或反复造瘘失败；凝血功能障碍以及有明显出血倾向者。

二、禁忌证

（1）绝对禁忌证：腹膜有严重缺损者，各种腹膜病变均会导致腹膜的超滤和溶质转运功能降低。

（2）相对禁忌证：腹膜内有新鲜异物；腹部手术3d内，腹腔置有外科引流管；腹腔有局限性炎症病灶；肠梗阻；椎间盘疾病；严重全身性血管病变致腹膜滤过功能降低；晚期妊娠、腹内巨大肿瘤、巨大多囊肾；慢性阻塞性肺疾病；硬化性腹膜炎；不合作者或精神病患者；横膈有裂孔；过度肥胖或严重营养不良、高分解代谢等。

三、健康教育

1. 术前准备

（1）避免咳嗽、发热，女性避开月经期。

（2）消除患者的疑虑和恐惧心理，保证充足睡眠。

（3）皮肤准备：患者淋浴或擦身，清洁脐眼，备皮（耻骨联合至肋缘）。

（4）保持大便通畅，若有便秘，应汇报医生处理。

（5）术前一餐禁食，但降压药照常服用。

（6）进手术室前排空膀胱，换上清洁手术衣裤、脚套、手术帽。

2. 术中配合

（1）术中患者如出现寒战、疼痛，应及时与医生沟通。

（2）置管过程中患者有里急后重感，表示管路已放置到正确部位。

3. 术后指导

（1）术后患者取半卧位，确认腹部敷料包扎及透析管固定稳妥。患者如有腹痛、腹胀，伤口处有渗液、渗血，需及时告知医护人员。

（2）患者需了解透析管的重要性以及具体的保护方法，保持透析管通畅，避免扭曲、折叠。

（3）术后第1天进清淡、易消化的食物。

（4）术后第2～3天患者可起床活动，避免增高腹压的动作，如用力解大便、咳嗽、打喷嚏、呕吐等，以防漂管。咳嗽、打喷嚏时用双手保护腹部切口。

（5）循序渐进进行居家腹透操作相关知识的学习。

4. 患者居家注意事项

（1）要根据天气变化及时增减衣物，避免发生感冒及其他感染。

（2）均衡饮食，保持出入平衡。进食优质蛋白质，如鸡蛋、牛奶、瘦肉、鱼等；进食充足的粗纤维；同时补充各种维生素和叶酸；避免高磷、高糖、高脂肪饮食；有浮肿或高血压的患者，需限制水和钠的摄入，每日食盐量＜3g。

（3）避免便秘、腹泻。

（4）腹腔置管术后一个月内勿洗澡。一个月后可以在使用保护袋的情况下淋浴。禁止盆浴。浴后将置管处周围皮肤轻轻拭干，务必及时换药。

（5）有效保护导管。不过分牵拉或扭转导管；不抓挠外口周围的皮肤；不穿紧身衣；不用医生没有推荐的消毒液或药物；不在导管周围用刀、剪、针，以免伤到管路；不要拿重于12kg重的物品；不抱婴儿；防止下腹部剧烈活动或受到挤压、碰撞等；每3～6个月回院更换外接短管，如遇导管污染或脱落，立即回院更换。

（6）控制高血压、糖尿病，纠正贫血。

（7）劳逸结合，适当活动（如散步、打太极拳等）。从事力所能及的工作或劳动，保持乐观情绪，树立战胜疾病的信心。

（8）腹腔置管术后1个月到医院复查，以后每3个月去医院复查，每6个月进行腹膜平衡实验。患者如出现发热、全腹痛或腹透液混浊，需立即与医院腹透中心联系，并带浑浊的腹透液到医院进行检测。

（9）更换腹膜透析液步骤如下。

<table>
<tr>
<td>①用物准备：准备齐用物；检查腹透液外包装是否完整；将透析液放于恒温箱内加温至接近体温（37℃左右）（见图9-7-1）</td>
<td>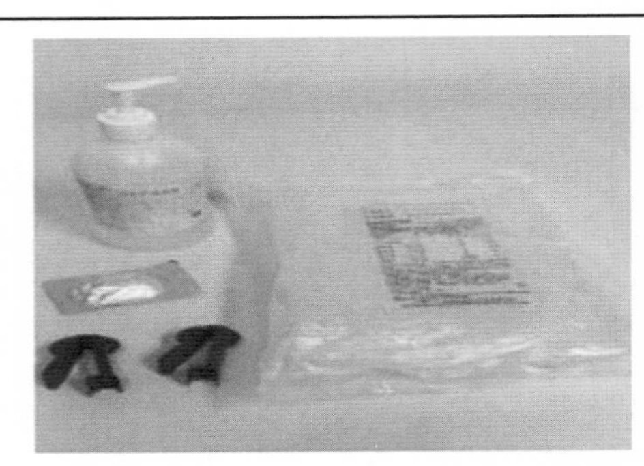
图9-7-1</td>
</tr>
</table>

②用力按压腹透液，看药液有无渗漏（见图 9–7–2）	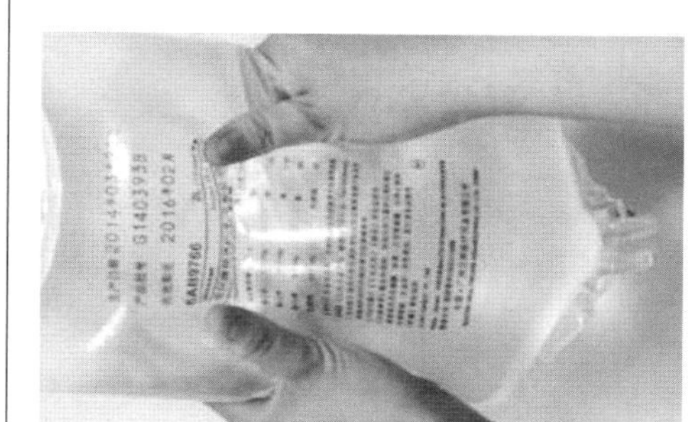 图 9–7–2
③查看碘附帽的有效日期，检查外包装是否完整、无漏气（见图 9–7–3）	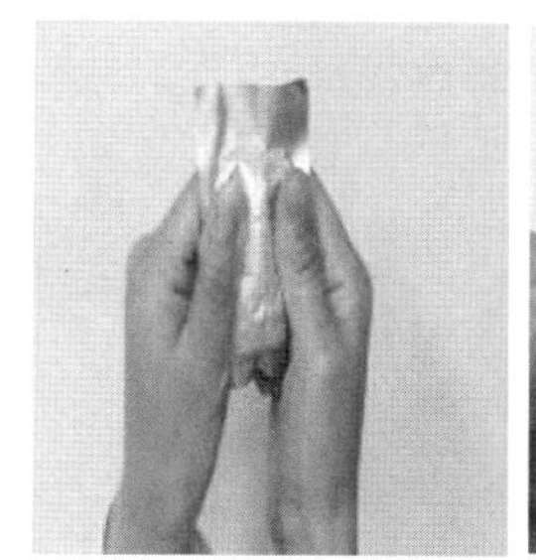 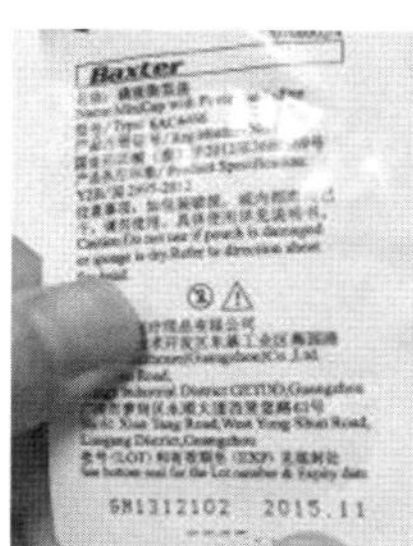 图 9–7–3
④拉开腹透液接口拉环(见图 9–7–4)	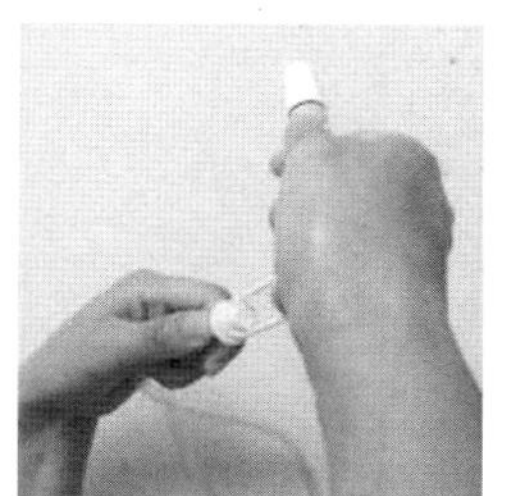 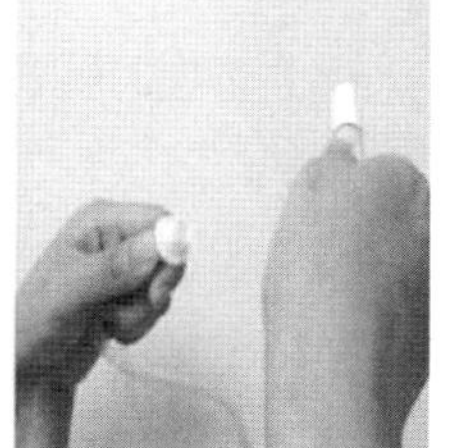 图 9–7–4

⑤取下短管上的碘附帽（见图 9–7–5） ⑥旋转腹透液管路连接端口，将其与短管末端迅速相连，连接时短管口应朝下，避免牵拉管路（见图 9–7–6）	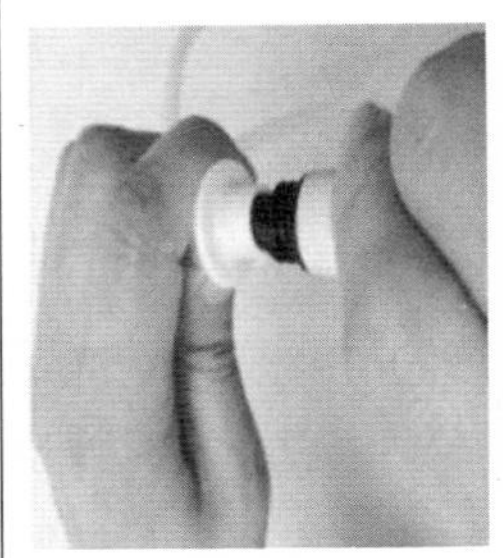 图 9–7–5 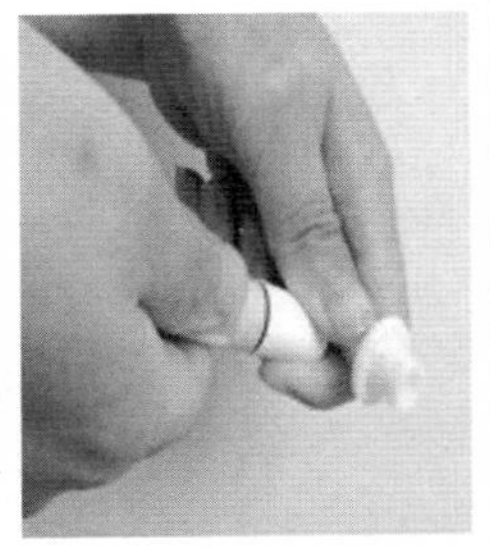 图 9–7–6
⑦悬挂透析液袋，高于患者腹部 50～60cm，用管路夹子夹住入液管路（见图 9–7–7） ⑧引流袋（空袋）放低位塑料盆内，低于患者腹部 50～60cm，光面朝上（见图 9–7–8）	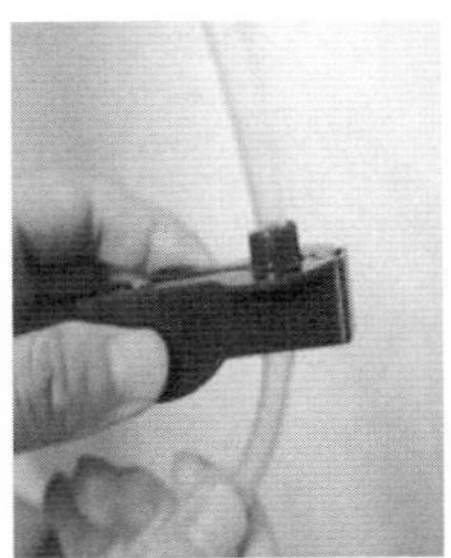 图 9–7–7 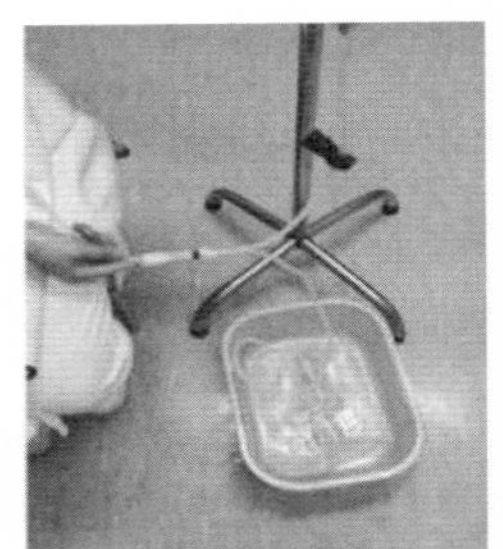 图 9–7–8
⑨将透析液袋口的绿色出口塞折断（见图 9–7–9） ⑩用管路夹子夹住引流管路（见图 9–7–10）	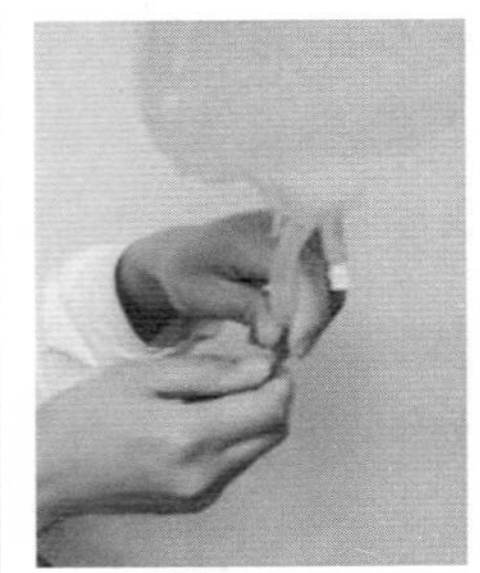 图 9–7–9 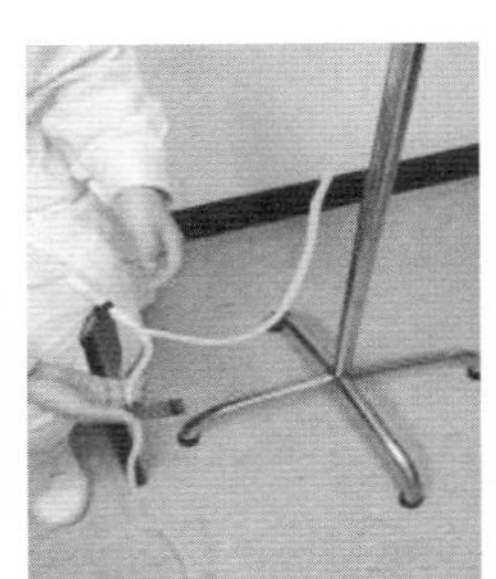 图 9–7–10

⑪打开短管旋钮开关，开始灌注（见图9-7-11）	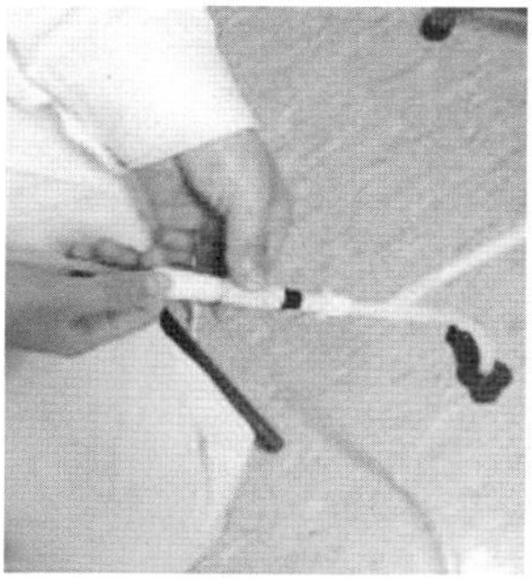 图9-7-11
⑫撕开碘附帽的外包装，检查帽盖内海绵是否浸润了碘液（见图9-7-12）	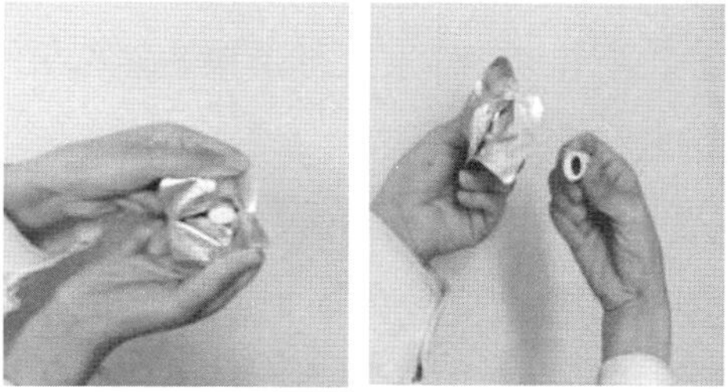 图9-7-12
⑬短管朝下，旋紧碘附帽至完全密合（见图9-7-13）	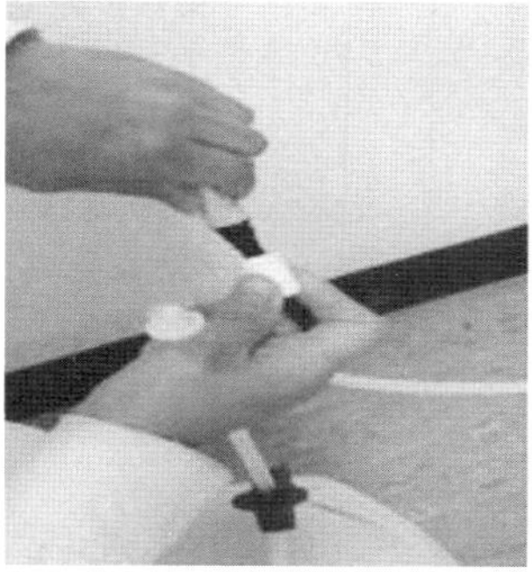 图9-7-13

⑭对透出液进行称重、记录、计算超滤量(见图 9-7-14)	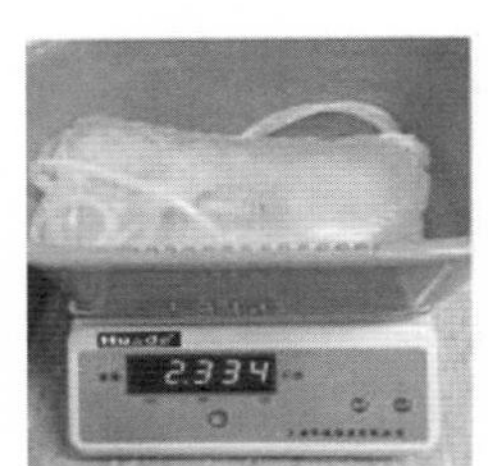 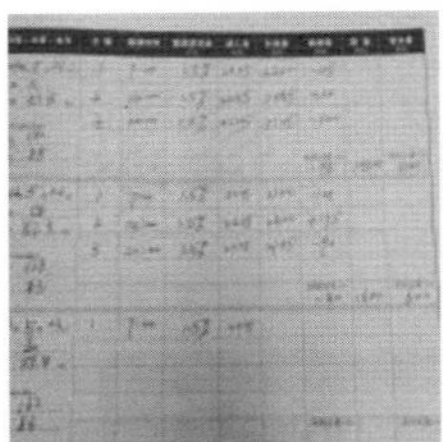 图 9-7-14

【参考文献】

[1] 朱春梅. 永久性心脏起搏器植入患者的护理[J]. 中国当代医药,2010,17(10):92.

[2] 张端凤,杨秀梅,尹安春. 埋藏式永久起搏器植入术后护理的研究进展[J]. 护理与康复,2015,14(2):129-131.

[3] 陈丽萍,袁晓丹,靳娟. 临时起搏器保护下急性心肌梗死患者支架植入的护理[J]. 护士进修杂志,2009,24(3):249-250.

[4] 葛均波,徐永健. 内科学[M]. 8 版. 北京:人民卫生出版社,2013.

[5] 张澍,霍勇. 内科学-心血管内科分册. 北京:人民卫生出版社,2008.

[6] 尤黎明,吴瑛. 内科护理学[M]. 5 版. 北京:人民卫生出版社,2012.

[7] 李玉梅. 图片式健康教育对支气管镜检查患者的心理作用[J]. 上海护理,2013,3(2):15-17.

［8］柳南，刘建明，唐秋萍．综合护理干预对支气管镜检查患者心理压力的影响［J］．当代护士（专科版），2010，3（1）：117-118.

［9］杨红梅，吴海珍，顾丽华．循证护理在经皮内镜引导下胃空肠造瘘管道护理中的应用［J］．循证护理，2017，3（2）：188-190.

［10］吴琼华，林欣，强红梅，等．经皮穿刺内镜下胃造瘘术的术后观察与护理［J］．当代护士（学术版），2014，（3）：26-27.

［11］葛明玉，邱定金，阮洪军，等．经皮胃镜下胃造瘘行管饲的护理体会［J］．护理与康复，2014，13（10）：974-976.

［12］尚静敏，李桂芝，马明华．高强度超声聚焦治疗子宫肌瘤的护理风险防范［J］．现代中西医结合杂志，2010，19（18）：2316-2317.

［13］韦群英，黄毅超，刘云军．肝动脉栓塞化疗联合海扶刀治疗中晚期原发性肝癌的护理［J］．当代护士（下旬刊），2014（10）：84-86.

［14］李同玲，李云龙．高强度超声聚焦刀（HIFU）治疗肝癌的护理［J］．护士进修杂志，2010，25（6）：550-551.

［15］梅长林，蒋炜，赵伟．中国连锁血液透析中心临床实践指南［M］．北京：人民卫生出版社，2016.

［16］陈香梅．血液净化标准操作规程［M］．北京：人民军医出版社，2010.

［17］崔岩．实用血液净化护理手册［M］．北京：人民军医出版社，2012.

［18］王春英，房君，陈瑜，等．实用重症护理技术操作规范与

图解[M]. 杭州:浙江大学出版社,2017.

[19] 王春英,徐军,房君,等. 实用护理技术操作规范与图解[M]. 杭州:浙江大学出版社,2015.

[20] 陈香梅. 实用腹膜透析操作教程[M]. 北京:人民军医出版社,2013.

[21] 陈香梅. 腹膜透析标准操作规程[M]. 北京:人民军医出版社,2010.

[22] 袁伟杰,刘军. 现代腹膜透析治疗学[M]. 北京:人民卫生出版社,2011.

[23] 刘伏友,彭佑铭. 腹膜透析[M]. 2版. 北京:人民卫生出版社,2011.